101
USOS INCREÏBLES
de
L'ALL

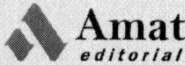
Amat
editorial

Amat Editorial és un segell editorial especialitzat en la publicació de temes que ajuden a fer que la teva vida sigui cada dia millor. Amb més de 400 títols en catàleg, ofereix respostes i solucions a les temàtiques:

- Educació i família.
- Alimentació i nutrició.
- Salut i benestar.
- Desenvolupament i superació personal.
- Amor i parella.
- Esport, fitness i temps lliure.
- Ment, cos i esperit.

E-books:
Tots els títols disponibles en format digital són a totes les plataformes del món de distribució d'e-books.

Per estar informat:
Uniu-vos al grup de persones interessades a rebre, de forma totalment gratuïta, informació periòdica, *newsletters* de les nostres publicacions i novetats a través del QR:

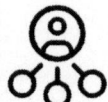

On seguir-nos:

 | @amateditorial

   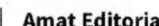 | **Amat Editorial**

El nostre servei d'atenció al client:
Telèfon: **+34 934 109 793**
E-mail: **info@profiteditorial.com**

SUSAN BRANSON

101
USOS INCREÏBLES
de
L'ALL

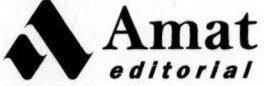

Aquest llibre ha estat publicat en llengua anglesa per Familius amb el títol de *101 amazing uses for garlic,* de Susan Branson.

© Susan Branson, 2025
© Profit Editorial I., S.L., 2025
   Amat Editorial és un segell de Profit Editorial I., S.L.
   Travessera de Gràcia, 18-20, 6è 2a, 08021 Barcelona

Disseny de coberta: Jordi Xicart
Maquetació: typorvila.com

ISBN: 978-84-19870-94-0
Dipòsit legal: B 5463-2025
Primera edició: Abril del 2025

Impressió: Gráficas Rey
Imprès a Espanya – *Printed in Spain*

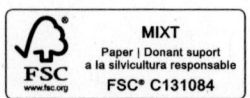

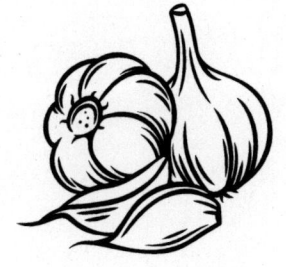

ÍNDEX

CAPÍTOL 3: COMBAT LES PLAGUES

CAPÍTOL 4: ALTRES USOS EXTRAORDINARIS

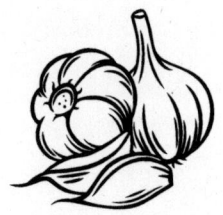

INTRODUCCIÓ
L'ALL, UNA PLANTA MOLT APRECIADA

—

L'all és una planta molt semblant a la de la ceba, la ceba tendra, el porro o l'escalunya. Creix sota terra en forma de bulb i està recoberta d'una pell papil·losa; el bulb es divideix en seccions anomenades grans. Els grans, de color blanc o groc crema, són la part de l'all que s'utilitza a la cuina i amb finalitats medicinals. La seva olor és inconfusible i, una vegada que es flaira per primera vegada, mai se n'oblida la meravellosa aroma única. Quan es pica o se'n fa puré, la seva essència és forta, picant i especiada. Quan es cuina, el sabor se suavitza.

L'all conté més de dos mil compostos biològicament actius, però el seu sabor i aroma procedeixen d'un compost ensofrat anomenat al·liïna. Aquest compost constitueix fins a l'1,15 % dels grans d'all sencers i frescos, però l'all sec en pot contenir quantitats encara més grans. L'al·liïna és inestable, per la qual cosa quan es talla o es pica el gra d'all, l'enzim al·liïnasa s'allibera de les cèl·lules i actua sobre l'al·liïna per convertir-la en al·licina, el compost que en produeix l'olor. La característica olor d'all pot mantenir-se a l'alè durant hores. Per reduir-ne la intensitat, consumeix immediatament fulles de menta, fulles d'enciam crues o poma crua.[1] Aquests aliments tenen substàncies químiques que neutralitzen els compostos causants de la desagradable olor.

Es creu que els compostos que contenen sofre i els seus derivats són els principals responsables de la gran activitat biològica de l'all, però n'hi ha d'altres a la planta que també tenen funcions terapèutiques. L'all presenta activitat antimicrobiana, antiinflamatòria i antioxidant. Millora la circulació, redueix els nivells de glucosa en sang, ataca les cèl·lules canceroses i protegeix el fetge i el sistema nerviós. L'all ha estat, i ho continua sent, objecte de nombroses investigacions amb l'esperança de determinar tot el potencial que aquesta planta té per a la salut.

L'ATRACTIU UNIVERSAL DE L'ALL AL LLARG DEL TEMPS
—

L'all és una de les plantes cultivades més antigues, amb origen a Sibèria o Àsia central; hi ha registres del seu ús de fa més de cinc mil anys. Després del seu descobriment, la seva popularitat es va estendre ràpidament a diferents terres i cultures. Al llarg dels segles, es va utilitzar com a aliment, medecina i fins i tot com a moneda. Es feia servir en pràctiques de misticisme i encantament. Els egipcis col·locaven figures d'argila amb la forma de bulbs d'all a les tombes, presumiblement per utilitzar-los com a regals per als déus o com a reserves per a l'altra vida. És el cas, per exemple, de la tomba del rei Tutankamon.[2] Els vius també assaborien l'all i l'empraven per pagar als treballadors que construïen les piràmides.[3] Aquests esclaus menjaven all creient que els donava força i aliment. En canvi, no passava el mateix entre els membres de la classe alta. Preferien utilitzar l'all amb finalitats medicinals i místiques. Un dels documents mèdics egipcis més antics, el papir d'Ebers, esmenta l'ús de l'all per al malestar general, els paràsits i els trastorns circulatoris. També l'utilitzaven com a moneda. Quinze lliures d'all valien el mateix que un esclau mascle sa.

Els antics grecs van continuar, com els egipcis, fent servir l'all per augmentar el vigor; en donaven als seus soldats abans d'anar a la batalla. Els atletes que van competir en les primeres olimpíades l'utilitzaven per millorar el seu rendiment.[4] No és gens estrany que Hipòcrates conegués bé les propietats de l'all i el receptés per tractar problemes pulmonars i tumors abdominals, així com per desintoxicar l'organisme.[5] Tot i que era un ingredient freqüent en la dieta dels grecs, la seva olor no era ben rebuda arreu. Si a algú que desitjava entrar en un temple per retre culte als déus li feia pudor d'all l'alè, se l'hi prohibia l'accés. Els romans van adoptar moltes pràctiques mèdiques gregues i van continuar amb la tradició d'incloure all en l'alimentació dels seus soldats i mariners.[6] Dioscòrides, la principal autoritat mèdica dels romans, va proposar l'ús de l'all per a les mossegades d'animals, els problemes articulars i els problemes circulatoris.[7]

A la Xina, l'all era un aliment bàsic en la dieta diària i s'utilitzava com a conservant d'aliments. Els registres de la medicina xinesa mostren un ús primerenc de l'all per a trastorns mentals i emocionals, com la depressió, l'insomni i la fatiga.[8] L'antiga medicina índia (aiurvèdica, unani i tibbi) utilitzava molt l'all, tot i que les classes altes bramàniques ho evitaven. Les castes inferiors, però, n'aprofitaven al màxim les propietats curatives per tractar infeccions i ferides i com a afrodisíac.[9]

Quan va arribar a Europa, van ser els monjos els qui van cultivar la planta i van mantenir-ne el coneixement dels usos terapèutics. Igual que s'havia estat fent fins aleshores, l'all s'administrava a qui realitzava treballs físicament exigents per augmentar la seva força i productivitat. També les classes altes europees consideraven que l'all no era apte per al consum. No obstant això, és possible que canviessin d'opinió durant la pesta negra, quan molts el van utilitzar per protegir-se de les infeccions.[10] Els metges van començar a portar al damunt grans d'all per dissimular l'olor de malaltia i putrefacció.[11] El seu ús amb finalitats medicinals va anar creixent amb el temps i es recomanava per a diversos problemes de salut. Fins i tot els rics van arribar a reconèixer i valorar els beneficis de l'all, tot i continuar evitant-lo en la seva dieta. El folklore europeu atribueix a l'all el poder d'allunyar el «mal d'ull» i s'utilitzava per mantenir a ratlla els vampirs. Amb aquesta finalitat, es portava all a sobre, es penjava de les finestres i es refregava pels panys i xemeneies.

L'all va arribar a l'Amèrica del Nord amb els exploradors francesos i portuguesos, tot i que els nadius americans ja utilitzaven un bulb similar que creixia en estat salvatge. Avui dia, la fascinació per l'all i els seus suposats beneficis ha portat els investigadors a intentar validar els segles de tradició i llegendes i a donar credibilitat a la multitud de casos que demostren les propietats curatives d'aquesta planta.

EL QUE CAL SABER SOBRE LES DIFERENTS FORMES DE L'ALL
—

Quan compris alls frescos, tria bulbs ferms, nets i amb la pell intacta. Assegura't que no tinguin floridura ni brots verds. Algunes varietats són blanques, mentre que d'altres tenen la pell morada o vermella; totes dues tenen un sabor intens. Consumir grans d'all frescos en plats salats és una forma de donar gust al menjar i beneficiar-se de les seves propietats medicinals. Tot i que a moltes persones els encanta el seu sabor, no els agrada gens l'alè que els deixa durant hores. Pot semblar que aquesta olor tan intensa fins i tot traspuï pels porus si es menja en grans quantitats. L'all fresc també pot causar molèsties gastrointestinals, com indigestió i flatulències. No obstant això, si el toleres bé i t'agrada en els àpats, arreplega una bona quantitat de cabeces d'all i guarda-les en una bossa de malla en un lloc fresc i sec. Es conserven fins a dos mesos sencers a temperatura ambient, tot i que a temperatures més baixes, al voltant dels 15 graus centígrads, duren fins a cinc mesos. Els grans solts es preserven durant uns deu dies, llevat que es pelin i trossegin; en aquest cas es poden guardar refrigerats fins a una setmana.

L'all en pols també s'utilitza a la cuina i s'obté assecant al forn els grans d'all i molent-los. En pols, es pot vendre en forma de pastilles com a suplement. La majoria de la gent segueix la regla general, que diu que les espècies moltes tenen una durada d'uns sis mesos, però la gran majoria es poden conservar fins a tres anys, sobretot si es guarden en un lloc fresc i sec. Els beneficis terapèutics de l'all en pols poden disminuir en comparació amb l'all fresc, perquè es creu que el compost bioactiu al·licina i els seus derivats desapareixen amb l'assecament. L'all en pols encara conté al·liïna i al·liïnasa, però no s'ha establert la capacitat de l'al·liïna per convertir-se en al·licina en l'organisme. No obstant això, en la seva forma en pols, l'all té altres components útils, encara que no en tota la varietat que té en fresc.

L'oli d'all s'obté afegint grans d'all o all en pols a l'oli vegetal. Aquest oli es pot utilitzar en receptes o envasar-se en càpsules de gelatina tova i vendre's com a suplement. En aquesta forma, l'all està molt diluït i no es recomana per a finalitats terapèutiques per la seva escassa potència i el seu alt contingut en greix. L'oli d'all es pot conservar al congelador durant diversos mesos o al frigorífic fins a quatre dies. No s'ha de mantenir a temperatura ambient pel risc de botulisme. L'oli essencial d'all s'obté destil·lant al vapor all fresc triturat. És molt fort tant en olor com en efectes, per la qual cosa s'ha de diluir. Dues gotes d'oli essencial d'all en 30 mil·ligrams d'oli portador és suficient. L'oli essencial d'all es pot utilitzar per via tòpica, però no s'ha d'ingerir.

Potser el tipus d'all del qual més es parla pels seus beneficis terapèutics és l'all envellit. Es talla en rodanxes i s'emmagatzema fins a vint mesos en tancs d'acer inoxidable que contenen una solució d'etanol. El resultat és inodor perquè els compostos inestables de sofre es converteixen en d'altres més suaus que, segons s'afirma, són més beneficiosos i fàcils d'absorbir per part de l'organisme. L'all envellit, a més de presentar un potencial antioxidant més gran, ha demostrat tenir més eficàcia medicinal. Els extractes d'all envellit se solen envasar en càpsules i es venen molt com a suplements.

QUANT EN PUC PRENDRE SENSE RISC?

—

L'all fresc es pot consumir cada dia i afegir-se generosament a aliments i begudes. Els suplements també han demostrat ser segurs quan s'utilitzen seguint les indicacions. En els estudis s'han administrat fins a 1.500 mil·ligrams al dia d'all en pols, fins a 7.200 mil·ligrams al dia de càpsules d'extracte d'all envellit i fins a 500 mil·ligrams d'oli d'all al dia sense efectes secundaris greus. Totes les persones experimenten mal alè, però uns pocs desafortunats poden patir també nàusees, acidesa, gasos, diarrea o vòmits. L'all cru aplicat directament sobre la pell de vegades causa irritació i molèsties similars a les d'una lleu cremada. Si intentes utilitzar l'all d'aquesta manera, fes primer una prova en una zona petita i poc visible. No obstant això, quan l'all s'afegeix a dentífrics, gels o col·lutoris bucals, aquesta resposta és inusual, llevat que la persona sigui molt sensible o al·lèrgica a l'all. Les dones embarassades i en període de lactància poden gaudir de l'all en les quantitats que es troben normalment en els plats, però han d'evitar quantitats terapèutiques superiors. El mateix consell s'aplica als infants.

L'all pot interferir en alguns dels medicaments utilitzats per ajudar a controlar determinades afeccions mèdiques. De vegades redueix l'absorció i aprofitament de la isoniazida, un antibiòtic utilitzat en el tractament de la tuberculosi. L'atazanavir i el saquinavir, per al tractament del VIH, es veuen influïts de la mateixa manera. Els medicaments per alentir la coagulació de la sang, com la warfarina, presos juntament amb l'all, poden augmentar la possibilitat d'hemorràgies. Aquest efecte també passa amb la presa d'antihipertensius, ja que també l'all pot reduir la tensió arterial, cosa que augmenta el risc d'hipotensió.

Cal tenir cura a l'hora de combinar l'all amb altres espècies que alenteixen la coagulació de la sang. Entre elles es troben el gingebre, el clau, el ginkgo, la cúrcuma i l'angèlica. L'oli de peix i la vitamina E també presenten aquest risc. Altres productes tenen la capacitat de l'all de reduir la tensió arterial, per la qual cosa cal tenir cura quan es combini all amb ungla de gat, coenzim Q-10 o ortiga. Assegura't sempre de conèixer tots els efectes que les herbes, espècies, vitamines i suplements tenen sobre l'organisme per evitar inconvenients no desitjats i potencialment perillosos.

CAPÍTOL 1

POTENCIA LA
TEVA SALUT

—

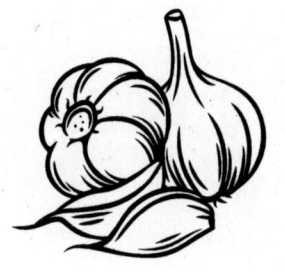

1. AFECCIONS MAMÀRIES BENIGNES

—

Algunes de les proves de cribratge utilitzades per detectar lesions palpables o anomalies del teixit mamari són els exàmens clínics, les mamografies i les ressonàncies magnètiques. Quan aquestes anomalies s'investiguen més a fons i es diagnostiquen com a benignes, es denominen afeccions mamàries benignes. En realitat, aquest terme engloba diversos tipus diferents d'afeccions: hiperplàsia (creixement excessiu de cèl·lules que es produeix principalment a l'interior dels conductes galactòfors), quists (sacs plens de líquid), fibroadenomes (tumors sòlids benignes) i adenosi esclerosant (petits bonys mamaris). Aquests tumors poden semblar cancerosos en l'exploració inicial, però la biòpsia descarta el càncer. Algunes d'aquestes afeccions poden causar dolor, requerir cirurgia o augmenten el risc de desenvolupar càncer de mama. L'objectiu del tractament és alleujar-ne els símptomes.

En un estudi es va administrar un suplement dietètic amb 150 mil·ligrams d'all en pols i vitamines dues vegades al dia a pacients amb alguna afecció mamària benigna. Al cap de sis mesos, es van reduir el dolor i els símptomes palpables de la fibromatosi mamària (un tipus de tumor benigne de mama).[12] Per a les dones que les pateixen i es plantegen prendre analgèsics, consumir all cada dia pot ser una forma segura i no agressiva de trobar-hi alleujament.

2. ALOPÈCIA AREATA (CAIGUDA IRREGULAR DELS CABELLS)

—

El pèl creix a tot el cos, excepte als palmells de les mans i les plantes dels peus. Tot i que moltes persones dediquen incomptables hores i diners a eliminar el pèl del cos, es dedica el mateix esforç a conservar i mantenir el pèl del cap. Uns cabells sans i lluents són una marca de bellesa i una forma d'expressió personal. La caiguda dels cabells és comuna en els homes i fins i tot pot donar-se en dones i nens. Quan una persona pateix una malaltia anomenada alopècia areata, el pèl tendeix a caure en clapes rodones. És més freqüent al cap, però pot aparèixer a qualsevol part del cos. Es deu al fet que el sistema immunitari ataca els fol·licles pilosos, cosa que provoca la caiguda dels cabells. No obstant això, aquests fol·licles romanen vius i poden reactivar-se en el futur i que el pèl torni a créixer. L'experiència de cada persona és única i la caiguda i el creixement dels cabells poden ser impredictibles o cíclics. L'alopècia areata no té cura. Les formes més lleus de la malaltia poden tractar-se estimulant els fol·licles pilosos per afavorir-ne el creixement o impedint que el sistema immunitari els ataqui. Les persones amb casos més greus poden optar per medicaments orals o injectables per aconseguir aquests resultats, tot i que no funcionen per igual a tothom.

Un dels medicaments utilitzats per tractar l'alopècia areata és el valerat de betametasona. L'eficàcia d'aquest fàrmac millora significativament quan s'utilitza en combinació amb l'all. En un estudi en el qual van participar homes i dones amb alopècia areata es va observar que el 95% dels pacients que s'aplicaven alhora valerat de betametasona i gel d'all a la pell obtenien millors resultats.

Al cap de tres mesos, va augmentar el nombre d'homes amb més cabells, va disminuir el nombre de pèl terminal i es va reduir la mida de les calbes. Aquestes respostes van ser significativament millors que les observades en el grup placebo.[13] La barreja d'all amb medicaments tòpics per a l'alopècia pot reduir la caiguda dels cabells —quan es produeix en clapes— sense efectes secundaris addicionals.

3. ARTRITIS REUMATOIDE

L'artritis reumatoide és un trastorn autoimmune en què el sistema immunitari ataca per error els seus propis teixits corporals. El revestiment de les articulacions s'inflama provocant dolor i, amb el temps, pot portar a patir erosió òssia i deformitat articular. Els símptomes es poden estendre a altres teixits corporals no articulars. Es desconeix la causa d'aquesta malaltia, però se sospita que hi ha un component genètic combinat amb desencadenants ambientals. Aquesta malaltia crònica no té cura i es tracta principalment amb medicaments. Poden receptar-se antiinflamatoris no esteroidals, esteroides o fàrmacs antireumàtics modificadors de la malaltia per reduir el dolor, la inflamació i el mal articular. Els possibles efectes secundaris són problemes digestius, danys hepàtics i renals, problemes cardíacs, debilitament dels ossos, diabetis, augment de pes i infeccions pulmonars greus.

L'all té propietats antiinflamatòries que poden alleujar la inflor i el dolor de les articulacions afectades per l'artritis reumatoide. En un estudi rus es va suplementar quinze pacients d'artritis reumatoide amb un preparat d'all entre quatre i sis setmanes. Un grup de control similar va rebre teràpia antireumàtica convencional. Al final de l'assaig, el

86,5% dels pacients que havien consumit els comprimits d'all van notar millores en alguns dels seus símptomes. En canvi, el grup de control va obtenir pitjors resultats.[14]

L'all també té activitat antioxidant i pot reduir l'estrès oxidatiu i les lesions causades pels radicals lliures en les articulacions. El metotrexat és un fàrmac utilitzat per tractar els símptomes de la malaltia, però pot danyar els ronyons. Després de set dies de tractament amb all en un estudi amb rates a les quals havien injectat metotrexat es va descobrir que l'activitat antioxidant de l'all protegia els ronyons i evitava canvis en l'estructura renal.[15] L'all es pot utilitzar només per reduir els símptomes de l'artritis reumatoide o en combinació amb la teràpia farmacològica convencional per pal·liar-ne els efectes secundaris.

4. ARTROSI

L'artritis és una de les causes de discapacitat més freqüent als països desenvolupats (de fet, afecta més de l'1% de la població mundial). L'artrosi n'és un dels dos tipus més comuns i es caracteritza per la inflamació de les articulacions. Les articulacions proporcionen la unió entre els ossos que permet el moviment i estan esmorteïdes per un cartílag per permetre que l'articulació es mogui amb suavitat i facilitat. L'artrosi provoca la ruptura del cartílag i inflamació. Hi ha un excés de líquid en l'articulació, la qual cosa comporta que es pateixi una inflamació. Aquesta malaltia afecta moltes persones a mesura que envelleixen a causa del desgast natural. L'herència també hi influeix, igual que les lesions per traumatismes o malalties. Els afectats pateixen dolor, cruiximent, rigidesa i inflamació articular, i també veuen reduïda la seva amplitud de moviment, sobretot a mans, peus, columna vertebral, malucs i genolls. Es recomana reduir la tensió del cartílag articular per alleujar-ne alguns dels símptomes. Això implica perdre pes i evitar certes activitats. L'objectiu del tractament és reduir el dolor i la inflamació per permetre un moviment més còmode. Els medicaments es prenen en forma de pastilles, cremes, gels i fins i tot injeccions en l'articulació afectada. Els efectes secundaris solen ser molèsties gastrointestinals, com malestar estomacal, diarrea o úlceres.

Els tractaments per a l'artrosi solen incloure compostos antiinflamatoris. El sulfur de dial·lil de l'all és un d'aquests compostos i es va demostrar que redueix la resposta inflamatòria en el teixit articular.[16] Aquests resultats els va reafirmar un altre estudi, una anàlisi dietètica en un gran grup de bessons. Aquest estudi va revelar que un consum elevat d'all protegia contra el desenvolupament de l'artrosi en inhibir l'expressió d'enzims que degraden la matriu cartilaginosa en les cèl·lules del cartílag sa.[17] Si pateixes artrosi, afegeix all a la dieta per reduir la inflamació i el dolor articulars.

5. ASMA

L'asma és una malaltia crònica que implica la inflamació de les vies respiratòries que condueixen als pulmons. Quan s'exposen a desencadenants (substàncies químiques o situacions que afecten l'organisme), les vies respiratòries s'inflamen i produeixen mucositat addicional. El pas de l'aire s'estreny i la respiració es fa més difícil. Els símptomes inclouen tos, falta d'aire, sibilàncies i dolor al pit. Qualsevol persona pot desenvolupar asma, tot i que algunes estan genèticament predisposades a patir-ne. Els desencadenants poden ser al·lèrgens, procedents de l'entorn o dels aliments, o altres substàncies, com el fum o la contaminació, així com els canvis meteorològics. Aprendre quins són els seus desencadenants específics és molt útil per controlar l'afecció. Els metges solen receptar medicaments de control, com corticoesteroides i agonistes beta d'acció prolongada, i de vegades leucotriens, per ajudar a controlar la malaltia. Els agonistes beta d'acció curta es prescriuen per alleujar ràpidament els símptomes, ja que relaxen i obren les vies respiratòries.

A causa del creixent i alarmant augment de casos d'asma en nens i adults, és més important que mai trobar formes de controlar aquesta malaltia sense recórrer en excés als medicaments de control. L'all es perfila com un potencial terapèutic. Un dels principals compostos ensofrats de l'all, el disulfur de dial·lil, es va estudiar amb pacients d'asma al·lèrgica. Es va aconseguir reduir-los la inflamació, la sobreproducció de mucositat i els nivells d'anticossos immunoglobulina E (IgE) en els pulmons.[18] Els anticossos IgE es produeixen quan l'organisme reconeix un al·lèrgic i n'activa la resposta, la qual cosa per als asmàtics implica un notable estrenyiment de les vies respiratòries. Un altre estudi va demostrar que l'extracte d'all envellit injectat en el peritoneu de ratolins disminuïa significativament la inflamació de les vies respiratòries.[19] Aquests resultats suggereixen que l'all pot utilitzar-se per reduir la constricció de les vies respiratòries i la producció de mucositat per facilitar la respiració en pacients asmàtics.

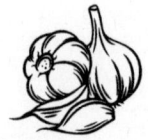

6. ATEROESCLEROSI
—

Quan s'acumula placa a l'interior de les artèries, es produeix el que es coneix com a ateroesclerosi. Aquesta placa es compon de colesterol, greix, calci, productes de rebuig cel·lular i fibrina, una proteïna que intervé en la coagulació de la sang. Amb el temps, la placa s'acumula a la paret arterial i s'endureix. L'obertura de l'artèria s'estreny, reduint el flux de sang oxigenada a l'organisme. Pot afectar les artèries del cor, el cervell, els braços, les cames, els ronyons o la pelvis. Si un fragment de placa es desprèn i és transportat a una altra part del cos, pot embussar-se en una artèria més petita i tallar el flux sanguini. De vegades es formen coàguls de sang a la superfície de la placa i bloquegen l'artèria per complet. Si l'obstrucció afecta el cor, es produeix un infart; si és al cap, es produeix un ictus.

L'ateroesclerosi pot començar en la infància, però el més freqüent és que es manifesti més tard. El tabaquisme, el sedentarisme, la hipertensió arterial, la mala alimentació i la genètica són factors de risc que solen conduir al seu desenvolupament. Sovint es requereixen canvis en l'estil de vida i una atenció mèdica continuada per minimitzar els danys i controlar la malaltia.

L'oxidació del colesterol de lipoproteïnes de baixa densitat (LDL) contribueix al desenvolupament de l'ateroesclerosi. L'extracte d'all envellit i un dels seus principals components, la S-al·lil-cisteïna, van prevenir significativament el dany arterial per oxidació d'LDL i van protegir contra el dany de la membrana cel·lular, de manera que van evitar la subsegüent mort cel·lular.[20] Els volums de placa mesurats en les artèries caròtides i femorals de 152 subjectes van determinar que la ingesta d'altes dosis d'all en pols pot reduir el volum de placa fins a un 18%.[21] Els adults sans que van prendre més de 300 mil·ligrams de pols d'all durant almenys dos anys van reduir la rigidesa aòrtica relacionada amb l'edat.[22] El consum regular d'all pot ajudar a controlar l'ateroesclerosi en reduir el dany cel·lular, la formació de placa i l'enduriment de les artèries.

7. BRONQUITIS
—

La bronquitis és una malaltia respiratòria caracteritzada per la inflamació del revestiment de les vies bronquials dels pulmons. La bronquitis aguda pot ser conseqüència d'un refredat o una altra infecció que provoqui la inflamació de les membranes mucoses i l'estrenyiment de les vies respiratòries. La bronquitis crònica és més greu i consisteix en una inflamació constant del revestiment dels bronquis, causada en la majoria dels casos pel consum de tabac. Les persones amb bronquitis tenen accessos de tos i sovint expectoren mucositat. Altres símptomes són dolor toràcic, febre, calfreds i fatiga. La bronquitis aguda sol desaparèixer per si sola al cap de poc temps, mentre que la de tipus crònic persisteix i sol requerir medicaments per a la tos, inhaladors per a l'asma o antibiòtics, si se sospita una infecció bacteriana.

Els virus que causen els refredats en adults i nens solen produir símptomes lleus. Però de vegades l'organisme no pot combatre'ls en les fases inicials de la infecció i apareix la bronquitis, quan diem que «tenim el pit agafat». Per evitar-ho, el sistema immunitari ha de funcionar bé. L'all el reforça i, a més, té propietats antivirals. Pot ajudar a evitar que un refredat es converteixi en bronquitis. En un estudi, les persones que van prendre un suplement d'all un cop al dia durant dotze setmanes en la temporada de refredats i grip es van contagiar molt menys i, en cas d'infecció, es van recuperar més ràpid que els del grup de control que no havien estat prenent el suplement d'all.[23] Per tractar d'evitar una infecció bronquial o per recuperar-te abans, pren aquest preparat:

PREPARAT D'ALL PER PREVENIR INFECCIONS RESPIRATÒRIES
- 6 grans d'all pelats i picats
- 4 cullerades de mel
- 2 cullerades de vinagre de sidra de poma
- 4 cullerades d'aigua filtrada

1. Barreja tots els ingredients en un pot de vidre hermètic amb tapa i sacseja'l enèrgicament, fins que es barregin bé.
2. Pren-ne una culleradeta cada quatre hores, fins que remetin els símptomes.

8. CÀNCER COLORECTAL

La majoria dels tipus de càncer colorectal comencen amb la formació de pòlips (creixements anormals) a l'intestí gruixut. Es tracta de petits grups de cèl·lules que creixen en el revestiment intern del còlon; poden tenir forma tubular, plana o de bolet. Són molt freqüents i la seva prevalença augmenta amb l'edat. Més d'un terç de les persones més grans de seixanta anys tenen almenys un pòlip. Varien en nombre, mida i localització. El tipus més comú es denomina pòlip adenomatós, que té el potencial de convertir-se en càncer. Com més gran és, més probabilitats tindrà de fer-ho. Tenir tres o més d'aquests pòlips, encara que siguin benignes, augmenta la probabilitat que es desenvolupin pòlips cancerosos en el futur. Alguns trastorns hereditaris, com la poliposi adenomatosa familiar (PAF), causen centenars o milers de pòlips, normalment en l'adolescència. Si no es tracten, hi ha un alt risc que s'acabi patint càncer. En les primeres fases, és freqüent l'absència de símptomes, però, a mesura que la malaltia avança, els pacients experimenten canvis en els hàbits intestinals, hemorràgia rectal, dolor abdominal, fatiga i una pèrdua de pes inexplicable. Com en la majoria dels tipus de càncer, el tractament sol consistir en radioteràpia, quimioteràpia, cirurgia o una combinació d'aquestes.

El càncer colorectal és el tercer tipus de càncer més freqüent al món. La detecció precoç augmenta enormement les probabilitats de superar aquesta malaltia, però pot passar desapercebuda durant llargs períodes de temps. Un producte natural, com l'all, proporciona protecció. L'extracte d'all envellit pot reduir la incidència del càncer en suprimir el creixement i la multiplicació dels pòlips. Això es va descobrir en un assaig clínic de dotze mesos de durada amb pacients amb pòlips colorectals a l'intestí gruixut. Els pacients que van prendre altes dosis d'extracte d'all envellit van reduir significativament la mida i el nombre dels seus pòlips. Al grup de control no li va anar tan bé i va experimentar un augment del nombre de pòlips.[24] L'all cru, envellit i cuit és eficaç, en aquest sentit, i en diversos estudis es va observar una reducció del risc d'aquest tipus de càncer del 30%.[25]

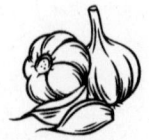

9. CÀNCER D'ESÒFAG

El tub llarg que va de la gola a l'estómac és l'esòfag. Transporta els aliments per a la seva digestió. Quan les cèl·lules que el recobreixen muten i comencen a dividir-se de manera descontrolada, es pot desenvolupar un càncer d'esòfag. Aquestes cèl·lules s'acumulen en tumors que continuen creixent i poden envair els teixits propers o estendre's a altres parts del cos. Durant les primeres fases, no se'n noten símptomes. A mesura que avança, pot aparèixer dificultat per engolir, pèrdua de pes involuntària, dolor toràcic, indigestió o ronquera. El tabaquisme i el reflux àcid sense tractar durant llarg temps són factors de risc importants. Normalment es realitza una intervenció quirúrgica per extirpar el tumor, de vegades juntament amb quimioteràpia i radioteràpia. Els efectes secundaris d'aquests tractaments inclouen infecció, hemorràgia, dolor a l'hora d'engolir o dany accidental d'òrgans propers.

Els efectes anticancerígens de l'all es coneixen des de fa temps. La seva àmplia gamma de compostos rics en sofre és la principal responsable d'aquests beneficis. L'ajoè, present a l'all triturat, va induir, en un estudi, la mort a una línia de cèl·lules de càncer d'esòfag humà i va inhibir-ne la proliferació.[26] El disulfur de dial·lil, un altre compost ensofrat de l'all, va reduir significativament la viabilitat de les cèl·lules de càncer d'esòfag impedint-ne la multiplicació.[27] El consum d'all pot constituir una forma segura i eficaç de prevenir el càncer d'esòfag en pacients d'alt risc o es pot utilitzar com a agent anticancerigen en la teràpia contra aquest tipus de càncer.

BENESTAR

PLAGUES

USOS EXTRAORDINARIS

10. CÀNCER DE BUFETA

La bufeta és un òrgan buit amb forma de globus situat a la pelvis que emmagatzema l'orina un cop ha sortit dels ronyons. Té parets musculars flexibles que es contreuen per expulsar l'orina. Les cèl·lules que recobreixen aquestes parets poden mutar i créixer sense control, formant finalment un tumor. Si no es controla, aquest càncer es pot estendre als ganglis limfàtics o altres parts del cos. La majoria dels casos es detecten en les primeres fases i se sospita quan hi ha sang a l'orina acompanyada de dolor pelvià o d'esquena. També es pot produir micció freqüent i dolorosa. Depenent de com d'avançat estigui el càncer, sol aconsellar-se la cirurgia per extirpar el tumor. De vegades s'extirpa tota la bufeta i d'altres només una petita part. Abans o després de la intervenció es pot administrar quimioteràpia i radioteràpia per destruir les cèl·lules canceroses.

L'all és una planta natural amb una àmplia gamma d'efectes favorables. Cal considerar-ne l'ús en el tractament o la prevenció del càncer de bufeta. Estimula el sistema immunitari perquè produeixi compostos que eliminin els carcinògens i protegeix contra el debilitament de la immunitat per la quimioteràpia i la radiació.[28] En proves de laboratori, s'ha demostrat que el trisulfur de dial·lil de l'all suprimeix la migració i la invasió de les cèl·lules canceroses de la bufeta.[29] Sembla que conté la propagació del càncer, cosa que donaria al pacient més possibilitats de recuperació. En un altre estudi, es va administrar a ratolins extracte d'all i, com a resultat, es va produir una reducció significativa del pes i el volum dels tumors de bufeta en comparació amb els ratolins de control, als quals no se'ls va proporcionar.[30] La important activitat anticancerígena de l'all suggereix que el seu consum, o el de suplements d'all, podria utilitzar-se com a teràpia complementària als mètodes tradicionals de tractament per al càncer de bufeta i prendre's com a preventiu per disminuir el risc de desenvolupar-lo.

11. CÀNCER DE MAMA

El càncer de mama comença quan les cèl·lules de la mama comencen a créixer de manera descontrolada i formen un tumor. Els tumors són cancerosos si creixen i s'estenen a altres zones del cos. Aquesta malaltia és molt més freqüent en les dones, però els homes també poden patir-la. Les mamografies ajuden a detectar el càncer abans que n'apareguin els símptomes. Si no es detecta a temps, pot provocar secrecions sanguinolentes pel mugró o canvis en la forma o textura de la mama o el mugró. De vegades també s'hi percep un bony. El tractament pot consistir en radioteràpia, quimioteràpia o cirurgia.

Es tracta del càncer més freqüent entre les dones i trobar teràpies noves i eficaces és fonamental per ajudar a augmentar les taxes de supervivència. Això és especialment important quan es tracta dels tipus de càncer de mama multiresistents. L'all hi pot oferir un nou enfocament terapèutic. En un estudi, set derivats estabilitzats de l'al·licina de l'all van ser capaços d'aturar el creixement de cèl·lules de càncer de mama, incloses cèl·lules multiresistents.[31] Això ofereix esperança als qui no responen a la quimioteràpia. Un altre compost estable, la S-al·lil-mercaptocisteïna, present en l'extracte d'all envellit, també va ser capaç d'inhibir el creixement i la proliferació de cèl·lules de càncer de mama.[32] El consum oral regular d'all en la dieta sembla aconsellable i té el suport dels resultats d'un estudi iranià en el qual es va descobrir que un gran consum d'all reduïa el risc de càncer de mama entre les dones.[33]

12. CÀNCER DE PRÒSTATA
—

Es tracta d'un càncer que es produeix a la pròstata de l'home, la petita glàndula que produeix el líquid seminal per nodrir i transportar els espermatozoides. Comença quan algunes cèl·lules de la pròstata muten i comencen a créixer i dividir-se ràpidament. Viuen molt després que morin les cel·lules sanes de la pròstata i s'ajunten per formar tumors. Aquests tumors poden créixer fins a envair teixits propers; algunes cèl·lules anormals poden desprendre's i estendre's a altres parts del cos. Alguns tipus de càncer de pròstata creixen lentament i romanen circumscrits a la pròstata. Solen requerir un tractament i un seguiment mínims. En canvi, d'altres tipus poden ser més agressius i propagar-se amb rapidesa. Aquests necessiten tractaments més invasius i solen consistir en cirurgia, quimioteràpia, radioteràpia o teràpia hormonal. Els casos avançats poden causar dificultat per orinar, sang en el semen, disfunció erèctil i dolor ossi o pelvià.

S'han atribuït molts beneficis per a la salut als compostos ensofrats de l'all, inclosa la protecció contra el càncer de pròstata. S'ha demostrat que l'extracte d'all inhibeix el creixement i la multiplicació de línies cel·lulars de càncer de pròstata entre un 80% i un 90% després de tres dies d'exposició.[34] Els homes que consumeixen all disminueixen el risc de desenvolupar càncer de pròstata[35] i s'ha descobert que és més eficaç que la ceba, que també conté un gran nombre de compostos ensofrats. Tal vegada l'eficàcia superior de l'all sobre la ceba es deu al compost S-al·lil-mercaptocisteïna. Les línies cel·lulars de càncer de pròstata exposades a aquest compost van experimentar una inhibició del creixement i una reducció de la viabilitat.[36] L'all té el potencial de destruir les cèl·lules de càncer de pròstata. Per tant, es pot utilitzar per reduir el risc de desenvolupar-lo i pot ser beneficiós per limitar el creixement i la propagació d'aquesta malaltia en les primeres fases. En estadis més avançats, es pot utilitzar en combinació amb la teràpia prescrita pel metge.

13. CÀNCER DE PULMÓ
—

Les persones que fumen, les que respiren fum de l'entorn, les que estan exposades durant molt de temps a substàncies irritants ambientals o les que tenen antecedents familiars amb càncer de pulmó han de prestar especial atenció a aquesta malaltia. El tabaquisme és especialment perillós, ja que suposa la primera causa de càncer de pulmó, un dels més mortífers.

El càncer de pulmó pot aparèixer quan es malmeten les cèl·lules que recobreixen els pulmons. Amb el temps, deixen de funcionar amb normalitat i pot aparèixer la malaltia. N'hi ha dos tipus principals: el de cèl·lules petites, que es propaga ràpidament i representa fins al 15% dels tipus de càncer de pulmó, i el de cèl·lules no petites, el més freqüent i que afecta el 85% de les persones amb diagnòstic positiu. En les fases inicials hi ha pocs símptomes, però, a mesura que avança, el càncer de pulmó pot causar tos crònica, sibilàncies, dolor toràcic, mal de cap i expectoració sanguinolenta. El tractament depèn de l'estadi del càncer i de l'estat general de salut de la persona. La quimioteràpia, la radioteràpia i la cirurgia són opcions habituals per mirar d'erradicar la malaltia.

Un estudi realitzat a la Xina amb 865 participants va descobrir que el consum d'all cru està associat a un menor risc de patir càncer de pulmó.[37] S'han aïllat diversos compostos de l'all i s'han analitzat individualment els seus efectes sobre les cèl·lules canceroses de la malaltia. L'ajoè, un compost ensofrat de l'all, va inhibir el creixement i la multiplicació de les cèl·lules tumorals, però no va afectar les cèl·lules no canceroses del pulmó,[38] cosa que suggereix que l'activitat de l'ajoè és selectiva amb les cèl·lules canceroses. En l'estudi, la S-al·lil-mercaptocisteïna, un compost estable i soluble en aigua i present en l'extracte d'all envellit, va impedir que el carcinogen benzopirè, un dels principals components del fum del tabac, induís activitat cancerígena en cèl·lules pulmonars humanes.[39] Per tant, l'all en estat natural o els seus compostos actius són agents quimioterapèutics prometedors per al càncer de pulmó.

14. CÀNCER GÀSTRIC

El càncer gàstric, o càncer d'estómac, es produeix quan les cèl·lules del revestiment d'aquest òrgan comencen a créixer de manera incontrolada. Aquestes cèl·lules canceroses poden estendre's als òrgans propers o als vasos i ganglis limfàtics, des d'on pot arribar a altres parts del cos. El càncer d'estómac creix lentament i no sol mostrar símptomes fins a fases avançades. És més freqüent en homes i en persones de més de seixanta anys. S'ha demostrat que els nitrits i nitrats de les carns processades provoquen càncer d'estómac en animals de laboratori, per la qual cosa és bona idea evitar-les tant com sigui possible. Fumar —també de manera passiva— duplica el risc de càncer d'estómac. Una tercera causa freqüent de càncer d'estómac és la infecció pel bacteri *Helicobacter pylori* (*H. pylori*). La majoria de les persones amb aquesta infecció mai desenvolupen càncer d'estómac, però la infecció a llarg termini pot causar inflamació del revestiment intern de l'estómac, i donar lloc a canvis precancerosos. Els símptomes inclouen nàusees, vòmits, pèrdua d'apetit, sensació de sacietat, dolor abdominal i ardor d'estómac. Entre els tractaments convencionals hi ha diferents tipus de medicaments, cirurgia, quimioteràpia i radioteràpia.

Diversos assajos clínics en humans han buscat els efectes de l'all i els seus components en el càncer gàstric. Totes les dosis estudiades van reduir el risc de patir-lo, tot i que les més altes es van associar a reduccions més altes del risc.[40] Un estudi europeu sobre nutrició va descobrir que, com més gran era el consum d'all i ceba, més petit era el risc de patir aquest tipus de càncer.[41] Els estudis de laboratori han analitzat diferents compostos de l'all, com l'al·licina,[42] la S-al·lil-mercaptocisteïna[43] i el disulfur de dial·lil.[44] Tots ells influeixen en el creixement, la proliferació, la invasivitat i la viabilitat cel·lular de les cèl·lules canceroses. Per aprofitar tots els beneficis de l'all i combatre el càncer, consumeix all fresc cada dia.

15. CANDIDIASI

La candidiasi és una infecció fúngica causada pel fong *Candida*. Hi ha més de vint espècies de *Candida* que poden afectar l'ésser humà, però la *Candida albicans* és la més comuna. Viuen normalment a la pell i les mucoses, i solen ser inofensives. Si les condicions de l'organisme canvien per crear un entorn favorable al desenvolupament excessiu de *Candida*, poden aparèixer infeccions a la boca, la vagina, les vies urinàries, la pell o l'estómac. La majoria de les causes del creixement excessiu de *Candida* es deuen al consum de certs fàrmacs, l'embaràs, les infeccions bacterianes, l'excés de pes o un sistema immunitari debilitat. Les infeccions vaginals per fongs, les lesions blanques a la llengua o a la cara interna de les galtes, les clivelles doloroses a les comissures dels llavis o les erupcions cutànies amb crosta al voltant dels dits de les mans i els peus i a l'engonal són símptomes de candidiasi.

Els fàrmacs antifúngics solen receptar-se durant un màxim de dues setmanes. Reduir el sucre i els productes amb llevat en la dieta i prendre probiòtics són mètodes complementaris habituals per ajudar a eliminar la candidiasi. A tots ells es pot afegir el consum diari d'all. S'ha comprovat que el sulfur de dial·lil, un compost de sofre present a l'all, causa estrès oxidatiu a diverses espècies de *Candida* i danya les cèl·lules fúngiques, limitant-ne la viabilitat.[45] Es va comparar un altre compost de l'all, l'al·licina, amb el fluconazole, un fàrmac antifúngic de venda amb recepta, per comprovar-ne l'eficàcia en l'eliminació de la candidiasi en ratolins. Tots dos van danyar la integritat estructural de la superfície externa de les cèl·lules fúngiques, eliminant-les, però l'al·licina va ser lleugerament menys potent que el fluconazole. Per això, l'al·licina se suggereix com a teràpia complementària al fluconazole en el tractament de la candidiasi.[46]

16. CANDIDIASI ORAL

—

Quan el llevat *C. albicans* creix en excés en el revestiment de la boca, apareixen lesions blanques a la llengua i la cara interna de les galtes, que poden envermellir i fer mal. A aquesta afecció se l'anomena candidiasi oral. Tot i que diferents tipus de *Candida* solen ser presents en l'organisme, el sistema immunitari les manté sota control. De vegades, quan el sistema immunitari està alterat per malalties o medicaments, creixen sense control i causen una infecció. És més freqüent en nadons i gent gran, però també en adults amb el sistema immunitari debilitat. Aquesta afecció no sol ser greu, però, si no es controla, es pot estendre a altres zones del cos, com els pulmons, el cor, el fetge i el tub digestiu. La majoria dels casos es controlen amb medicaments antifúngics.

L'all és un agent econòmic i de fàcil accés que es pot utilitzar per combatre el fong que provoca la candidiasi oral. En un estudi es va aplicar pasta d'all per via tòpica a la boca de cinquanta-sis pacients amb aftes orals durant un període de catorze dies. En conseqüència, es van reduir els signes clínics d'enrogiment i dolor. La potència de l'all va ser comparable a la del clotrimazole administrat per via oral, un medicament antifúngic utilitzat per tractar les infeccions per fongs de la boca i la gola.[47]

Es poden prendre suplements d'all o tallar all fresc i introduir-lo a la boca durant uns minuts abans d'engolir-lo. A alguns els pot picar massa, sobretot als nens; en aquest cas es pot coure a foc lent en aigua durant deu minuts, després colar-lo i afegir-hi mel. Quan la temperatura sigui agradable, cal mantenir cada glop de líquid a la boca durant uns segons abans d'empassar-se'l.

17. COLESTEROL ALT

—

El colesterol és una substància cerosa semblant al greix i es troba a les cèl·lules. És necessari perquè l'organisme produeixi vitamina D, hormones i àcids biliars, que ajuden a digerir els aliments. Produïm colesterol pel nostre compte, però també l'obtenim dels greixos saturats i de determinats aliments. Es presenta en dues formes: HDL (el que es considera bo) i LDL (el que es considera dolent). Els nivells elevats de colesterol a la sang es refereixen tant a l'HDL com a l'LDL. No obstant això, quan n'hi ha massa, d'aquest últim, en l'organisme, pot acumular-se en les artèries i augmentar les probabilitats de patir una malaltia coronària. El colesterol genera plaques que s'acumulen a l'interior de les artèries i provoquen una obstrucció parcial o total, cosa que condueix a l'estrenyiment i enduriment de les artèries. Això pot provocar un infart de miocardi o un ictus. Les estatines són fàrmacs que solen receptar-se per reduir el colesterol LDL, però aquesta medicació pot causar problemes intestinals i inflamació muscular.

Els nivells de colesterol responen bé als canvis en la dieta. Menjar aliments baixos en greixos saturats i reduir la ingesta de productes animals, que són els que més colesterol aporten, és molt recomanable. El consum d'all també pot ajudar a millorar els nivells de colesterol. En un estudi es va administrar a pacients amb malaltia coronària una dosi diària d'all o un placebo durant tres mesos. Els que van consumir all van reduir significativament els seus nivells de colesterol total i triglicèrids i van augmentar el seu colesterol HDL.[48]

Els pacients diabètics també pateixen nivells anormals de lípids. Es va administrar all combinat amb metformina, un fàrmac per tractar la diabetis de tipus 2, a un grup de pacients diabètics, mentre que altres pacients van rebre placebo juntament amb la metformina. Al cap de vint-i-quatre setmanes, el grup que havia estat consumint all tenia menys colesterol total, menys colesterol LDL, menys triglicèrids i més colesterol HDL que el grup del placebo.[49] D'aquesta manera, l'all pot utilitzar-se amb seguretat sol o en combinació amb medicaments antidiabètics per controlar els nivells de colesterol.

18. COLITIS ULCEROSA

La colitis ulcerosa és una malaltia intestinal que provoca una inflamació duradora en el revestiment més intern de l'intestí gruixut. Els símptomes poden variar en funció de la localització de la inflamació i solen ser de lleus a moderats, amb períodes de remissió. Alguns signes de colitis ulcerosa són diarrea amb sang o pus, hemorràgia rectal, dolor abdominal o rectal, urgència o incapacitat per defecar, febre, fatiga i pèrdua de pes. Les opcions de tractament inclouen fàrmacs antiinflamatoris o immunosupressors. Els casos greus poden requerir cirurgia per extirpar el còlon i el recte.

L'activitat antiinflamatòria de l'all pot ser útil per disminuir la inflamació de l'intestí en aquests pacients. Es va administrar a rates amb colitis ulcerosa oli d'all diàriament durant set dies. Van disminuir-ne els símptomes i tant els efectes visibles com els microscòpics al còlon es van atenuar.[50] Troballes similars amb al·liïna en ratolins amb colitis ulcerosa refermen encara més l'ús d'aquesta planta en el tractament de la malaltia. L'al·liïna va inhibir significativament la pèrdua de pes dels ratolins i va reduir la quantitat de cèl·lules inflamatòries al còlon.[51] Per tant, el consum diari d'all hauria d'ajudar a reduir la inflamació del còlon i alleujar-ne els símptomes.

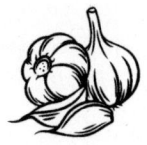

19. DIABETIS

—

La diabetis és una malaltia que afecta la manera com l'organisme gestiona la glucosa, cosa que provoca nivells elevats de sucre a la sang. Hi ha la diabetis de tipus 1, quan el pàncrees produeix poca insulina, o bé gens; la diabetis de tipus 2, en la qual el pàncrees sí que produeix insulina, però el cos no la utilitza de la manera adequada, i la diabetis gestacional, una forma d'hiperglucèmia que afecta les dones embarassades. Algunes persones estan genèticament predisposades a patir-la, però el sobrepès n'és un factor de risc. Sensació de set, micció freqüent, fatiga, formigueig, entumiment de mans o peus i visió borrosa són signes de diabetis. Per controlar-la cal fer exercici, cuidar la dieta i vigilar els nivells de glucosa en sang. Moltes persones necessiten injectar-se insulina cada dia.

L'all és eficaç per reduir els nivells de glucosa en sang si es pren en dejú. En un estudi, es va administrar a pacients amb diabetis de tipus 2 comprimits d'all juntament amb metformina, un medicament antidiabètic, o comprimits de placebo juntament amb metformina. Després de vint-i-quatre setmanes, els pacients que van consumir els comprimits d'all van experimentar una reducció significativa dels nivells de glucosa en sang en dejú en comparació amb els pacients del grup placebo. L'all també va reduir el colesterol mitjà total, el colesterol LDL i els triglicèrids, i també va fer que augmentés el colesterol de lipoproteïnes d'alta densitat (HDL, per les seves sigles en anglès).[52] Això és especialment important en diabètics amb nivells anormals de greix, perquè disminueix el risc de malaltia arterial coronària. D'aquesta manera, l'all pot utilitzar-se per ajudar a controlar la diabetis i evitar les seves complicacions cardiovasculars associades.

20. DIFTÈRIA

—

La diftèria és una infecció bacteriana greu i contagiosa causada pel *Corynebacterium diphtheria*. Es transmet sobretot per la inhalació de gotetes respiratòries expulsades per una persona infectada. El bacteri s'adhereix al revestiment del sistema respiratori i produeix una toxina que destrueix el teixit sa. Una capa grisosa formada pel teixit mort recobreix el nas i la gola, cosa que dificulta molt la respiració i la deglució. Aquests símptomes van acompanyats de febre, inflamació dels ganglis, mal de gola i debilitat general. Algunes persones poden ser portadores del bacteri sense mostrar cap símptoma, però tot i així continuen sent contagioses. La toxina pot passar al torrent sanguini i danyar el cor, els nervis i els ronyons. Avui dia hi ha una vacuna per prevenir la diftèria i els casos a Europa i l'Amèrica del Nord són relativament rars. No obstant això, en altres parts del món que no tenen accés a aquesta vacuna, la diftèria continua afectant milers de persones. Si es contreu, s'administren antitoxines i antibiòtics per acabar amb el bacteri.

Com a primera línia de defensa, la vacuna contra la diftèria és el mètode més eficaç. Si decideixes no vacunar-te o et trobes en una zona del món on la vacuna no és accessible, pots provar un antic remei amb all. Un llibre publicat el 1918 a Chicago esmenta l'all com a remei contra la diftèria. S'hi diu que «actua millor que qualsevol altra cosa recomanada fins ara». S'ha d'introduir un gra d'all a la boca i anar mossegant-lo de cop perquè vagi deixant anar una mica de suc. Quan el gra estigui completament aixafat, pot engolir-se i repetir-se l'operació amb un nou gra. Es recomana fer servir un gra d'all per hora. Després de diverses hores, l'autor afirma que desapareixerà la capa grisosa que cobreix el nas i la gola. La febre hauria de desaparèixer al cap de poques hores. Atès que els malalts de diftèria no poden notar l'olor ni el sabor de l'all, aquest remei no sol resultar desagradable.[53] Tanmateix, si el bulb pica massa, es pot barrejar suc d'all fresc amb un líquid dolç o gelatina i mantenir la barreja a la boca. Aquest mètode també s'ha d'allargar durant diverses hores.

21. ESCHERÍCHIA COLI
—

L'escheríchia coli (*E. coli*) és un bacteri que viu normalment als intestins dels éssers humans i els animals. Molts tipus d'*E. coli* són inofensius i importants per mantenir la salut del tracte digestiu. Tanmateix, diverses espècies són patògenes i causen diarrea sanguinolenta, infeccions urinàries, anèmia o insuficiència renal. Es pot contreure per contacte amb persones o animals infectats o per consumir aliments o aigua que continguin el bacteri. L'*E. coli* pot contaminar la carn durant el seu processament i, si no es cuina almenys a 70 °C, pot sobreviure i infectar el consumidor. De vegades les vaques transmeten el bacteri a la llet quan aquesta passa per les mamelles. Si la llet no es pasteuritza, el bacteri sobreviurà i suposarà una amenaça. Fins i tot les fruites i verdures crues poden tenir-lo per contacte amb aigua o persones contaminades. Tres o quatre dies després d'ingerir l'*E. coli*, la intoxicació alimentària es fa evident, a mesura que se'n desenvolupen els símptomes. Ara bé, solen remetre per si sols al cap d'una setmana.

És imprescindible cuinar la carn a la temperatura adequada i rentar bé el que s'hagi de consumir per eliminar qualsevol rastre d'*E. coli*. Si s'ha produït una intoxicació, es pot utilitzar all per erradicar el bacteri. En un estudi, la pols d'all envellit va matar eficaçment l'*E. coli* després de vint-i-quatre hores d'exposició, mentre que la pols d'all fresc només va necessitar-ne sis, d'hores.[54] L'all també pot reforçar l'eficàcia de la gentamicina[55] i l'estreptomicina, dos antibiòtics.[56] El consum d'all amb aquests antibiòtics hauria de proporcionar un alleujament ràpid en cas d'infecció per *E. coli*. Es pot utilitzar suc d'all fresc amb aigua filtrada per polvoritzar la verdura i la fruita per tal d'eliminar qualsevol bacteri que es trobi a la seva superfície. Assegura't d'esbandir-la bé després de la desinfecció per eliminar l'olor d'all.

22. ESCLERODÈRMIA

L'esclerodèrmia és una malaltia crònica dels teixits conjuntius que afecta tres persones de cada deu mil. És més freqüent en dones que en homes i sol diagnosticar-se entre els vint-i-cinc i els cinquanta-cinc anys, tot i que també poden desenvolupar-la els nens. L'esclerodèrmia és el resultat d'una sobreproducció de col·lagen, una proteïna fibrosa que dona força i elasticitat als teixits. El sistema immunitari de l'organisme intervé en aquesta producció anormal de col·lagen. Les investigacions han demostrat que hi ha un gen que augmenta la probabilitat de desenvolupar la malaltia, però no és la causa en si mateix. N'hi ha de dos tipus: l'esclerodèrmia localitzada i l'esclerodèrmia sistèmica. La primera és relativament lleu i afecta uns pocs llocs de la pell o els músculs, causant taques ceroses de pell engrossida. Rara vegada s'estén. La segona afecta més extensament el teixit conjuntiu del cos, inclosos importants òrgans interns. Aquests òrgans es poden tornar durs i fibrosos, cosa que els fa perdre funcionalitat. Se sap que els problemes de la pell milloren amb el temps, però els danys en els òrgans interns tendeixen a empitjorar. No hi ha cura per a l'escle-rodèrmia, però es poden prendre medicaments per dilatar els vasos sanguinis, prevenir els símptomes del reflux àcid, alleujar el dolor o debilitar el sistema immunitari. La fisio-teràpia pot ajudar a millorar la força i la mobilitat.

Una malaltia que no té cura s'ha de tractar contínua-ment per garantir la millor qualitat de vida possible. La medicació passa factura a l'organisme i en poden aparèixer nous símptomes. L'ús de l'all, un producte natural, com a teràpia complementària ajuda a millorar els símptomes i fins i tot a reduir la freqüència o la dosi dels medicaments. En la naturopatia tradicional europea, l'all es classifica com a «agent escalfador» i s'utilitza per millorar la circulació. Els estudis demostren que l'all influeix en el funcionament dels vasos sanguinis. Això és important en l'esclerodèrmia, ja que el deteriorament de la circulació sanguínia és un dels símptomes que pateixen els pacients. En particular, es de-bilita el flux sanguini als vasos perifèrics, com és el cas dels dits de mans i peus.

Els tractaments estàndard solen ser insuficients, però en un estudi es van administrar 900 mil·ligrams d'all sec en pols o placebo a dones amb esclerosi durant set dies de mane-ra combinada amb la seva teràpia habitual. L'all va reduir significativament l'aglutinació de plaquetes i l'agregació de glòbuls vermells. Va millorar el flux sanguini i es van observar efectes immediats sobre la temperatura de la pell a les regions perifèriques.[57] Valdria la pena que els pacients amb esclerodèrmia que experimenten fred als dits de mans i peus incorporessin l'all a la seva dieta diària.

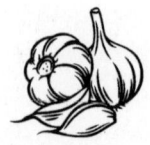

23. FIBROSI QUÍSTICA
—

La fibrosi quística és una malaltia genètica hereditària que afecta més de 70.000 persones a tot el món. Un gen defectuós altera la forma en què el clorur sòdic entra i surt de les cèl·lules. El resultat és una mucositat espessa i enganxosa en lloc de fina i lubricant. Aquesta mucositat s'acumula al pàncrees i bloqueja els conductes que porten els enzims digestius als intestins. Els aliments no es descomponen ni s'absorbeixen correctament, cosa que pot provocar desnutrició. Entre els problemes més comuns també hi ha l'obstrucció dels conductes biliars, que provoca problemes hepàtics, l'obstrucció intestinal i la infertilitat en els homes. No obstant això, els òrgans més afectats són els pulmons. La mucositat obstrueix les vies respiratòries i atrapa bacteris, cosa que provoca infeccions freqüents, dany pulmonar i, finalment, insuficiència. Ara per ara no té cura, però, amb l'arribada de nous medicaments, els pacients poden viure fins als quaranta anys. Al voltant del 90% dels pacients acaben morint de malaltia pulmonar obstructiva. És de vital importància comptar amb un pla de tractament que protegeixi les vies respiratòries. Es poden utilitzar antibiòtics inhalats per ajudar a combatre les infeccions pulmonars.

Els *Pseudomonas aeruginosa* són bacteris que solen causar infeccions pulmonars cròniques en pacients amb fibrosi quística. Quan penetren en els pulmons, formen microcolònies resistents als tractaments antibiòtics. Fins i tot els glòbuls blancs són ineficaços contra la infecció bacteriana. En cultivar-se *Pseudomonas aeruginosa* en contacte amb un extracte d'all, es va observar un augment de la sensibilitat dels bacteris tant a la tobramicina, un antibiòtic utilitzat per tractar les infeccions pulmonars, com als glòbuls blancs del pacient. L'administració d'all dos dies abans i cinc dies després de la infecció per *Pseudomonas aeruginosa* en ratolins va disminuir significativament el nombre de bacteris.[58] Per tant, el consum d'all pot augmentar l'eficàcia del sistema immunitari de l'organisme per eliminar la infecció i augmentar la sensibilitat dels bacteris al tractament antibiòtic.

24. FONGS A LES UNGLES

Les infeccions per fongs són molt freqüents i poden afectar qualsevol part del cos. Quan els fongs ataquen les ungles de les mans o els peus, comencen a aparèixer taques blanques o grogues. A continuació, aquestes taques es fusionen formant clapes i s'estenen. Les ungles es tornen més gruixudes, trencadisses i descolorides, i les vores comencen a trencar-se. Els símptomes es manifesten lentament i poden acabar provocant que l'ungla s'aixequi de la pell i caigui. En realitat, les infeccions fúngiques poden ser un signe de creixement excessiu de *Candida* en l'organisme. La *Candida albicans* és un fong molt comú en els éssers humans i pot créixer sense control en persones amb sistemes immunitaris debilitats o poc efectius. Els bacteris de l'intestí que ens ajuden no poden competir amb la *Candida* i llavors comença una invasió sistèmica, que pot manifestar-se com una infecció fúngica de les ungles. Hi ha tractaments farmacològics, però no sempre són eficaços i la probabilitat de recurrència és alta. Es poden utilitzar antifúngics orals que permeten que el creixement de la nova ungla estigui lliure de fongs. Es tracta d'un procés lent i pot provocar diversos efectes secundaris, des d'erupcions cutànies fins a malalties hepàtiques. S'utilitzen pomades i cremes medicinals, però poden trigar fins a un any a eliminar els fongs.

L'ungla també es pot extirpar quirúrgicament, però torna a créixer lentament.

Una manera eficaç de desfer-se de les infeccions fúngiques de les ungles és mitjançant l'all. L'extracte d'all envellit va inhibir l'activitat de divuit soques de *Candida albicans* en condicions de laboratori.[59] Els compostos actius de l'extracte d'all van penetrar en les membranes cel·lulars dels fongs i després van destruir les membranes internes dels orgànuls, provocant la mort cel·lular.[60] L'aplicació d'una solució tòpica d'oli d'all (diluït en oli de coco) a les ungles pot atacar el fong directament. Consumir all en la dieta o com a suplement també pot ajudar a eliminar-lo. Amb l'ús continuat, en prevé la reaparició.

25. GIARDIOSI

La *Giardia lamblia* és un paràsit microscòpic que es troba a la terra, els aliments o l'aigua contaminats amb femtes d'animals o éssers humans infectats. Aquest paràsit es troba arreu del món, sovint en zones mal sanejades, i és una causa comuna de malaltia. Es troba en llacs i rierols, però també en aigües no tractades, jacuzzis i piscines. Un cop ingerit, el paràsit viu als intestins i provoca una malaltia que es manifesta amb calfreds, inflor de ventre, nàusees i diarrea. La infecció pot durar diverses setmanes, però no és rar que els problemes intestinals es prolonguin durant més temps. No tothom experimenta símptomes, per la qual cosa alguns poden transmetre el paràsit sense saber-ho. Si els símptomes són greus, poden receptar-se antibiòtics per eliminar el paràsit. Les nàusees i el sabor metàl·lic a la boca són efectes secundaris freqüents dels antibiòtics.

Quan la *Giardia lamblia* afecta els nens, pot causar deficiències nutricionals, pèrdua de pes i un deteriorament del sistema immunitari. Atès que pot durar molt i tenir efectes persistents, convé eliminar la infecció aviat.

L'extracte d'all i alguns dels seus compostos aïllats, com l'alcohol al·lílic i el mercaptà al·lílic, van mostrar un efecte prometedor contra el paràsit. Aquests components utilitzen diferents modes d'acció en canviar la superfície o l'estructura interna del paràsit, debilitant-ne la funció.[61] L'al·licina, un dels principals principis actius de l'all que es forma quan es tallen o trituren els grans, també va mostrar activitat antiparasitària contra la *Giardia lamblia*.[62] Per tant, consumir grans d'all en làmines ajuda a evitar que el paràsit infecti l'organisme i provoqui la malaltia, o a accelerar la recuperació en debilitar els paràsits.

26. GOTA
—

La gota és una forma d'artritis que causa dolor intens, hipersensibilitat i inflamació en les articulacions, sobretot a la base del dit gros del peu. Un atac de gota pot aparèixer de sobte i repetir-se més d'una vegada, si no es tracta. Es produeix quan s'acumula massa àcid úric a la sang fins al punt que es formen cristalls en les articulacions. Aquests cristalls són punxeguts, tenen forma d'agulla i són els responsables del dolor, l'enrogiment i la inflamació. S'utilitzen medicaments per tractar-ne els atacs aguts i prevenir-ne d'altres en el futur: antiinflamatoris no esteroidals, corticoesteroides i colquicina per reduir el dolor i la inflamació. També se'n recepten d'altres per bloquejar la producció d'àcid úric o augmentar-ne l'eliminació en pacients amb dolor intens. Els seus efectes secundaris són mal d'estómac, nàusees, vòmits, diarrea, canvis d'humor, erupcions cutànies i càlculs renals.

L'all ha demostrat eficàcia per millorar els símptomes d'altres tipus d'artritis, com l'artrosi i l'artritis reumatoide. Actua principalment reduint la inflamació i alleujant el dolor. Tot i que encara no hi ha investigacions sobre l'eficàcia de l'all per alleujar els símptomes de la gota, moltes persones hi confien. És probable que l'all actuï com a antiinflamatori i redueixi la inflamació associada a la gota, així com que pugui combatre l'enrogiment i el dolor. Mastega diversos grans d'all cru al dia. Si pica massa, bull-los durant cinc minuts i beu-ne l'aigua un cop estigui a una temperatura agradable. Això es pot repetir diverses vegades al dia, fins que desapareguin els símptomes de la gota.

27. HEPATITIS B I C
—

Es tracta de les infeccions causades pels virus de l'hepatitis B i C. L'hepatitis B sol transmetre's de mare a fill durant el part, però també es pot adquirir per contacte sexual o per compartir xeringues i agulles. La majoria dels adults que contreuen aquest virus en desenvolupen la forma aguda, una malaltia de curta durada. Alguns es troben malament durant diverses setmanes amb nàusees, diarrea, fatiga, icterícia i dolor abdominal. Una petita part dels adults i la majoria dels nadons i nens amb el virus evolucionen a hepatitis B crònica. Aquesta malaltia, a llarg termini, pot provocar cirrosi i càncer de fetge. L'hepatitis B aguda no té cap altre tractament a fer que la persona se senti còmoda fins que passi la malaltia. En els casos crònics es poden prendre medicaments antivirals orals per suprimir el virus i alentir la progressió de la malaltia hepàtica. La prevenció es pot aconseguir mitjançant la vacuna, que consisteix en tres o quatre dosis.

L'hepatitis C és una malaltia vírica que afecta el fetge. Es contreu a través de sang contaminada i pot viure en l'organisme durant molts anys abans que en comencin a aparèixer els símptomes. La majoria de les persones no saben que la tenen fins que el virus comença a danyar el fetge i apareixen els primers símptomes: febre, nàusees, diarrea, manca d'apetit, fatiga, icterícia, dolors musculars i hemorràgies. Al voltant del 25% dels casos en la fase aguda es resolen sense tractament. La resta pot tractar-se amb medicaments antivirals. No obstant això, la majoria dels casos que no es tracten es converteixen en una malaltia crònica, que pot causar cicatrius al fetge, cosa que n'afecta la funció, càncer de fetge o fins i tot insuficiència hepàtica. Si el fetge està massa malmès o funciona malament, pot ser necessari un trasplantament. No hi ha vacuna per a l'hepatitis C, a diferència de l'hepatitis B. Si es contreu la malaltia, la majoria de les persones necessiten tractament antivíric per superar-la o controlar-ne els símptomes.

El difenil dimetil bicarboxilat (DDB) s'utilitza com a medicament en alguns països per prevenir el dany hepàtic en pacients amb hepatitis crònica. L'oli d'all afegit al DDB en reforça l'eficàcia i proporciona una protecció superior al fetge; va resultar ser fins i tot més eficaç que altres medicaments hepatoprotectors comuns, com l'ursodiol i la silimarina.[63] Un estudi de sis setmanes de durada, en què es va administrar oli d'all i DDB, va revelar que els pacients que rebien 150 mil·ligrams o 300 mil·ligrams d'oli d'all al dia (juntament amb DDB) reduïen significativament els enzims sèrics, els nivells dels quals solen ser elevats en pacients amb hepatitis i inflamació hepàtica. Això demostra que el preparat d'oli d'all i DDB té un efecte protector sobre el fetge.[65] Per als malalts crònics d'hepatitis B o C, l'oli d'all pres amb la medicació prescrita pot alentir la progressió de la malaltia en protegir el fetge de les lesions.

28. HIPERTENSIÓ ARTERIAL
—

La força exercida contra les parets arterials per la sang que flueix a través seu determina la pressió arterial. Es mesura quan el cor es contreu (pressió sistòlica) i quan el cor està en repòs (pressió diastòlica). Ve determinada per la quantitat de sang que bomba el cor i la resistència que troba en fluir per les artèries. La tensió arterial per sobre de 140/90 mmHg (mil·límetres de mercuri) es considera alta i es denomina hipertensió. Aquesta afecció es desenvolupa amb el temps i moltes persones la pateixen sense saber-ho. Pot danyar els vasos sanguinis i el cor. Si no es tracta, pot provocar un infart de miocardi o ictus. La hipertensió primària no té cap causa identificable, tot i que l'obesitat, el tabaquisme, la mala alimentació, la falta d'exercici i el consum elevat de sal són alguns factors de risc comuns. La hipertensió secundària té una causa subjacent i es pot deure al consum de drogues o de determinats medicaments, a l'alcohol, a problemes tiroidals o renals. La hipertensió respon bé als canvis en l'estil de vida. Fer més exercici, seguir una dieta adequada, no patir estrès i deixar de fumar i de consumir alcohol la redueix. Hi ha molts fàrmacs disponibles per combatre la hipertensió, com els diürètics tiazídics, per reduir el volum sanguini, els betabloquejadors, per disminuir la freqüència cardíaca, els inhibidors de l'ECA, per bloquejar l'acció d'algunes hormones que regulen la tensió arterial, i els bloquejadors dels canals de calci i els inhibidors de la renina, per eixamplar les artèries. Tots aquests medicaments s'acompanyen d'importants efectes secundaris, com diarrea, fatiga, marejos, nàusees, disfunció erèctil i mals de cap.

Els canvis en l'estil de vida han de ser la primera línia de defensa contra la hipertensió. L'ús de productes naturals també pot ajudar a fer-ho de manera segura. El consum d'all per controlar la tensió arterial ha augmentat en els últims anys, i amb raó. S'ha demostrat que la planta redueix significativament tant la pressió arterial sistòlica com la diastòlica en pacients hipertensos,[65] i disminueix la seva dependència dels medicaments. Els pacients amb hipertensió sistòlica no controlada van reduir significativament la pressió arterial sistòlica en només dotze setmanes, després de consumir 480 mil·ligrams d'extracte d'all envellit al dia.[66] És interessant observar que el risc d'hemorràgia no va augmentar en els pacients que també prenien medicaments anticoagulants.[67] Ves al metge abans de combinar l'all amb la medicació. Abans que res, cal precaució. Si no es recomana consumir all fresc o envellit, es poden utilitzar comprimits d'all en pols amb el mateix resultat.[68]

29. INFECCIÓ PER ESTAFILOCOCS
—

Hi ha més de trenta tipus d'infeccions bacterianes per Staphylococcus (estafilococs), però la majoria són causades per l'*Staphylococcus aureus* (*S. aureus*). Aquests bacteris són responsables d'infeccions cutànies, pneumònia, intoxicació alimentària, septicèmia i síndrome de xoc tòxic. Les infeccions cutànies per estafilococs són les més freqüents i solen ser lleus. Tenen aspecte de grans, ampolles o petits bonys. No obstant això, les infeccions més greus poden mostrar erupcions vermelles i inflamades amb pus o supuració. Moltes persones són portadores d'aquests bacteris a la pell o al nas sense presentar símptomes. Els bacteris penetren en la pell a través de talls o rascades, per la qual cosa és important mantenir netes les ferides i rentar-se les mans amb regularitat. Si els bacteris envaeixen l'organisme i arriben al torrent sanguini, poden aparèixer infeccions en nombrosos òrgans i posar en perill la vida. El tractament de les infeccions lleus per estafilococs sol consistir en la presa d'antibiòtics o el drenatge de les zones infectades. Les infeccions greus requereixen hospitalització. Moltes varietats d'estafilococs s'han tornat resistents als antibiòtics, per la qual cosa es necessiten nous tractaments per continuar lluitant contra aquests bacteris.

L'activitat antibacteriana de l'all en pols inhibeix el creixement de l'*S*. aureus,[69] igual que l'ajoè.[70] Quan preparis aliments, especialment si porten carn o lactis, considera la possibilitat d'afegir-hi all si combina bé amb els altres sabors. L'all protegirà els consumidors de caure malalts en impedir que l'estafilococ es multipliqui i assoleixi nivells perillosos. L'all afegit a mostres de carn d'hamburguesa refrigerada o congelada va inhibir significativament el creixement d'estafilococs.[71] L'all es pot utilitzar per augmentar la vida útil de les hamburgueses i reduir el risc d'infeccions per estafilococs.

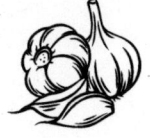

POTENCIA LA TEVA SALUT

BENESTAR

PLAQUES

USOS EXTRAORDINARIS

30. INFECCIONS VAGINALS PER FONGS

—

Aquest tipus d'infeccions sol aparèixer per causa del fong *Candida albicans*. És molt freqüent i afecta fins al 75% de les dones en algun moment de la seva vida. Aquest fong viu normalment a la vagina en baixa proporció, però, quan canvien les condicions que afecten l'equilibri dels microorganismes, pot créixer en nombre i comportar una infecció. El desequilibri es pot deure als antibiòtics, els canvis hormonals, l'embaràs, la diabetis, un sistema immunitari debilitat, massa aliments ensucrats en la dieta i l'estrès. Una vegada apareix, aquesta infecció pot causar fluix vaginal anormal, inflamació del teixit vaginal, dolor en orinar, picor i ardor. Els medicaments antimicòtics poden eliminar la infecció en dues setmanes. Aquestes infeccions tenen un alt índex de recurrència, per la qual cosa caldrà prendre els medicaments cada vegada que apareguin.

Les infeccions vaginals per fongs solen tractar-se amb fluconazole, un medicament antifúngic. Alguns efectes secundaris greus de què cal advertir són insuficiència hepàtica, convulsions i ritme cardíac irregular. L'all, en canvi, té efectes secundaris lleus, si és que en té cap, i ha demostrat ser eficaç per eliminar diverses espècies de *Candida*. Durant un període de set dies, es va comparar l'all amb el fluconazole en el tractament de casos diagnosticats d'infeccions vaginals per fongs. Els símptomes van millorar en el 60% de les pacients del grup que havien estat prenent all, davant el 71% del grup del fluconazole. L'avaluació clínica dels cultius de secrecions vaginals va mostrar una millora significativa en ambdós grups en comparació amb els cultius presos abans del tractament.[72] Per tant, l'all es pot considerar un mètode segur i eficaç per tractar les infeccions vaginals per fongs i es pot consumir cada dia per evitar que les infeccions tornin a produir-se.

31. INTOXICACIÓ PER PLOM
—

El plom és un metall pesant que es troba de forma natural a l'escorça terrestre i està molt estès a l'aire, l'aigua i fins i tot a l'interior d'algunes llars a causa de les activitats humanes. Els processos de fabricació, la crema de combustibles fòssils i l'ús de productes a base de plom han augmentat l'exposició humana a aquest metall. Pot ser absorbit per l'organisme en entrar-hi en contacte i causar danys irreparables, especialment en els nens. Tot i que els símptomes no solen detectar-se fins que els nivells en sang són bastant elevats, una anàlisi de sang pot determinar la seva presència per poder actuar abans no sigui massa tard. En els nens, el plom afecta el cervell i la resta del sistema nerviós i pot causar retard en el desenvolupament, dificultats d'aprenentatge, fatiga, irritabilitat, pèrdua de pes i fins i tot convulsions. Una de les principals vies d'exposició dels infants és la ingestió de trossos de pintura amb plom que es poden trobar en algunes cases antigues. També poden ingerir aliments i aigua contaminats, menjar d'una vaixella que contingui plom o ingerir directament terra. Els adults també corren perill i poden patir mals de cap, articulars i musculars, problemes de memòria i hipertensió. La proporció d'espermatozoides en els homes es pot veure reduïda i les dones embarassades poden patir avortaments espontanis o parts prematurs. El primer pas per combatre la intoxicació per plom és eliminar la font del metall de l'entorn. Per a això, es pot substituir la pintura vella o canviar la vaixella per una altra sense plom. En els casos més greus, està justificada la teràpia de quelació. Consisteix en l'administració d'un medicament oral o injectable que s'uneix al plom de l'organisme i l'elimina per l'orina.

L'all és eficaç per reduir els nivells de plom en sang i els símptomes clínics associats. En un estudi es van escollir 117 treballadors d'una indústria de bateries d'automòbil per provar l'eficàcia de la D-penicil·lamina, un quelant utilitzat per eliminar metalls pesants de l'organisme, o de l'all per reduir els nivells de plom en sang. Després de quatre setmanes de tractament, l'all va millorar significativament els símptomes d'irritabilitat, mal de cap, disminució del reflex tendinós profund i pressió arterial sistòlica mitjana. No va passar el mateix amb els que es van tractar amb la D-penicil·lamina. No obstant això, ambdós tractaments eren comparables quant a la seva capacitat per reduir les concentracions de plom en sang.[73] D'aquesta manera, l'all pot utilitzar-se amb seguretat per remeiar la intoxicació per plom de lleu a moderada i els símptomes relacionats.

32. INTOXICACIÓ PER SALMONEL·LA
—

Es tracta d'un tipus d'intoxicació alimentària causada pel bacteri *Salmonella*, que entra en l'organisme a través d'aliments contaminats. Es pot produir per consumir aviram, carn de vedella, llet, ous i fins i tot verdures. La *Salmonella* també es troba en alguns animals domèstics: ànecs, rèptils, hàmsters i altres petits rosegadors. Es recomana rentar-se les mans després de tocar aquests animals per prevenir-ne la infecció. Si es produeix una intoxicació per *Salmonella*, els primers símptomes solen aparèixer entre dotze i setanta-dues hores després d'entrar el bacteri a l'organisme. Apareixen diarrea, calfreds estomacals i febre, que poden durar fins a una setmana. Finalment remeten sense medicació.

No hi ha manera de saber si un producte té el bacteri perquè el seu aspecte i olor són normals. La millor manera d'evitar la infecció és la prevenció, així que assegura't de rentar tots els productes abans de consumir-los.

Si pateixes una intoxicació, consumeix all. L'all és un antibacterià que ha demostrat destruir eficaçment la *Salmonella* en interferir en la síntesi d'ADN i ARN.[74] Això impedeix la replicació i atura la propagació de la infecció. L'all en pols també és eficaç per destruir-la, per la qual cosa es poden utilitzar suplements de càpsules d'all en lloc d'all fresc, si es té poca gana. Alguns aliments poden desenvolupar bacteris durant la seva fabricació o processament. El *chouriço de vinho*, un embotit sec de porc típic de Portugal, n'és un. Durant la seva elaboració, els bacteris poden contaminar la carn i propagar-se, malmetent el producte i posant en perill el consumidor. El suc d'all fresc i l'all en pols que s'afegeixen durant la seva elaboració són capaços de controlar el nombre de bacteris de *Salmonella*. Es recomana incloure all a l'adob per garantir la seguretat del producte final.[75]

Per tant, l'all pot utilitzar-se com a ingredient en la preparació d'aliments, amb l'avantatge afegit, a més de l'aportació de sabor, del control bacterià. També es pot consumir en casos d'intoxicació per *Salmonella* per eliminar abans la infecció.

33. LEUCÈMIA

—

La leucèmia és un càncer dels teixits hematopoètics de l'organisme. Quan es pateix, la medul·la òssia produeix glòbuls blancs anormals que no funcionen correctament i que no exerceixen la seva funció principal de combatre les infeccions. Aquestes cèl·lules creixen i es divideixen més ràpidament i continuen vivint quan el seu cicle de vida cel·lular normal ha acabat. Comencen a desplaçar les cèl·lules sanes i apareixen els símptomes. No se'n coneixen les causes exactes, però es creu que hi intervenen factors genètics i ambientals. Els símptomes poden incloure febre o calfreds, fatiga, mal d'ossos, infeccions freqüents, sudoració excessiva a la nit, hemorràgies nasals recurrents i inflamació dels ganglis limfàtics. Igual que altres tipus de càncer, per tractar la leucèmia es recorre a la quimioteràpia, radioteràpia i medicaments. De vegades es realitzen trasplantaments de cèl·lules mare per substituir la medul·la òssia malalta per medul·la òssia sana.

Atès que les cèl·lules sanguínies ja no poden defensar adequadament l'organisme contra les infeccions, el consum d'all, amb les seves propietats antimicrobianes, pot ajudar a protegir l'organisme i estimular la funció immunitària. Això beneficia els pacients de leucèmia, ja que els ajuda a protegir-se contra les infeccions i permet que el cos concentri més energia a recuperar-se. Un compost derivat de l'all aïllat recentment ha demostrat inhibir el creixement cel·lular en una línia cel·lular de leucèmia humana, cosa que resulta prometedor com a agent anticancerigen en casos de leucèmia.[76] L'extracte d'all envellit també ha demostrat aquest mateix efecte.[77] S'han aïllat altres compostos de l'all i se n'ha comprovat la influència en les cèl·lules leucèmiques, com el disulfur de dial·lil[79] i l'ajoè.[79] Tots dos detenen la divisió cel·lular de la leucèmia, impedint que el càncer es continuï estenent.

34. LISTERIOSI

La listeriosi és una infecció greu causada pel consum d'aliments contaminats amb el bacteri *Listeria monocytogenes*. Es contreu sobretot a través d'embotits, llonganisses, llet no pasteuritzada i formatges tous. La majoria de les persones que entren en contacte amb aquests bacteris no resulten greument afectades i poden experimentar dolors musculars, cefalees, nàusees i diarrea. Les embarassades han d'estar molt atentes perquè la listèria pot posar en perill la vida del fetus o del nounat. Les persones amb el sistema immunitari debilitat també corren més risc de desenvolupar complicacions greus o potencialment mortals. Aquesta malaltia sol seguir el seu curs sense intervenció, però en els pacients d'alt risc solen prescriure's antibiòtics.

El *chouriço de vinho* és un embotit tradicional portuguès elaborat amb carn i greix picats i marinats durant diversos dies en vi i espècies. Després es deixa madurar a baixa temperatura fins a quatre setmanes. Durant aquest temps, la listèria pot proliferar i suposar una amenaça per a la salut dels consumidors. Es va descobrir que afegint all en pols o suc d'all fresc a l'adob a base de vi es mantenia el bacteri a ratlla, cosa que garantia la seguretat del producte.[80] Afegir all a les receptes amb aliments propensos al creixement de la *Listeria monocytogenes* redueix el nombre de bacteris i prevé la infecció en els consumidors.

35. MALALTIA D'ALZHEIMER
—

La malaltia d'Alzheimer —una forma de demència— és un trastorn cerebral progressiu i irreversible. Pot començar amb una pèrdua de memòria més gran de la pròpia per l'edat i donar lloc a episodis de desorientació, de repetició de preguntes i d'alguns canvis de personalitat i en el comportament. A mesura que avança, la pèrdua de memòria i l'estat de confusió empitjoren i les persones que la pateixen poden tenir problemes per reconèixer amics i familiars, fer tasques mínimament complexes o enfrontar-se a situacions noves. En l'última fase, el teixit cerebral es contreu considerablement i la comunicació es torna difícil. Els malalts d'Alzheimer passen a dependre per complet de les cures d'altres persones i sovint queden postrats al llit. En la majoria dels casos, els símptomes comencen després dels seixanta anys. L'aparició primerenca es pot deure a factors genètics, mentre que la tardana, a complexos canvis cerebrals que es produeixen al llarg de dècades. Els enfocaments terapèutics actuals animen els pacients a centrar-se en la funció mental i controlar els símptomes conductuals. Els organismes de regulació sanitària han aprovat diversos medicaments per al tractament dels seus símptomes.

Les opcions de tractament aprovades per a l'Alzheimer poden millorar-ne els símptomes, però no curen la malaltia. Per això no es deixen d'estudiar nous agents que hi puguin ser eficaços. L'all és un d'aquests agents i té diversos compostos que estan demostrant disminuir els símptomes de la malaltia sense efectes secundaris adversos. S'ha demostrat que l'all millora la memòria a curt termini en estudis amb rates que presenten pèptids beta amiloides (Aβ) al cervell. Els pèptids Aβ són uns aminoàcids que formen una placa al cervell dels malalts d'Alzheimer; aquesta placa provoca la

POTENCIA LA TEVA SALUT

mort de les cèl·lules nervioses i la degeneració de la funció cerebral, inclòs el deteriorament cognitiu. En l'estudi, es van administrar diverses dosis d'extracte d'all envellit per via oral a rates mascle durant cinquanta-sis dies. A continuació se'ls va injectar pèptids Aβ. Al cap de set dies, l'all no només va millorar la memòria a curt termini, sinó que va reduir la neuroinflamació,[81] un altre signe de l'avanç de la malaltia. L'extracte d'all envellit també pot prevenir el deteriorament de la memòria a llarg termini, com es va demostrar en un estudi amb ratolins amb Alzheimer induït per plaques d'Aβ.[55]

36. MALALTIA DE CHAGAS

—

La malaltia de Chagas es deu a una infecció pel paràsit *Trypanosoma cruzi*, que es troba a les femtes d'un insecte anomenat xinxa *vinchuca* (*Triatoma infestans*). La *vinchuca* surt a la nit i pica les persones a les zones de la pell exposades mentre dormen, normalment a la cara. Després de picar, defeca. El paràsit present a les femtes s'introdueix al cos de l'hoste a través de talls i esgarrapades o fins i tot pels ulls o la boca. El paràsit comença a multiplicar-se i a circular per la sang. La infecció inicial dura uns dos mesos i acostuma a ser asimptomàtica. Les persones no solen saber que estan infectades. No obstant això, algunes experimenten una lesió cutània en forma d'inflamació violàcia en una de les parpelles, dolors corporals, mals de cap, fatiga, nàusees o inflamació dels ganglis. Si la infecció no es tracta en la fase inicial, es pot cronificar i afectar el cor i l'aparell digestiu. Aquesta malaltia se circumscriu principalment a l'Amèrica Llatina, però se n'han reportat casos als Estats Units i el Canadà en les últimes dècades. Recent-

BENESTAR

PLAQUES

USOS EXTRAORDINARIS

ment, l'FDA —l'agència estatunidenca encarregada de la regulació dels medicaments— ha aprovat el tractament en la fase inicial de la infecció amb benznidazole, un fàrmac de provada eficàcia contra el paràsit. L'Organització Mundial de la Salut informa de l'aparició d'efectes adversos en fins al 40% dels tractats amb benznidazole i nifurtimox, un altre fàrmac que encara no ha estat aprovat per l'FDA. És ineficaç per curar la malaltia en les fases avançades, però es pot utilitzar per alentir-ne la progressió i disminuir-ne els símptomes.

Fins a set milions de persones a tot el món pateixen la malaltia. La recent aprovació del benznidazole per eliminar el paràsit en la fase inicial d'aquesta malaltia és benvinguda i necessària. No obstant això, el medicament pot trigar un temps a estar disponible per al seu ús i probablement tindrà un preu elevat, ja que és l'únic tractament mèdic aprovat per l'FDA per a la malaltia de Chagas. Per als que necessiten ajuda ara i busquen una forma natural i barata de combatre el paràsit, l'all pot ser una opció. S'ha descobert que l'ajoè inhibeix el creixement i la proliferació del paràsit *Trypanosoma cruzi* en diverses fases del seu cicle vital. En un estudi va modificar la membrana intracel·lular del paràsit, provocant-ne el trencament i matant-lo.[83] Per tant, s'ha de tenir en compte el fet de consumir all per ajudar a prevenir o tractar la malaltia de Chagas.

37. MALÀRIA

La picada de la femella del mosquit *Anopheles* infectat amb paràsits *Plasmodium* transmet aquests paràsits a l'ésser humà. Els paràsits entren al torrent sanguini i viatgen fins al fetge, on es multipliquen. Alguns d'ells romanen al fetge i d'altres s'alliberen al torrent sanguini. Infecten els glòbuls vermells i continuen creixent i multiplicant-se a l'interior. Finalment, els glòbuls vermells moren i s'alliberen nous paràsits, descendents dels primers. Aquests continuen el cicle envaint altres glòbuls vermells. El període d'incubació dura una mitjana de deu dies, després dels quals l'hoste —la persona infectada— comença a desenvolupar símptomes: febre, mal de cap, calfreds, suors, fatiga i, de vegades, convulsions, que poden diagnosticar-se erròniament com a grip, sobretot en zones on el paludisme és poc freqüent.

A Europa es diagnostiquen relativament pocs casos a l'any, majoritàriament de viatgers que tornen de països on el paludisme és freqüent. Els qui viatgin a països on la malaltia és endèmica han de prendre precaucions i sotmetre's a proves immediatament si apareixen símptomes. Si no es tracta, els òrgans vitals poden resultar danyats i, en casos greus, el paludisme pot ser mortal.

L'Organització Mundial de la Salut recomana el tractament combinat amb artemisinina (present a l'*Artemisia annua*). L'*Artemisia annua* redueix la concentració del paràsit al torrent sanguini en els tres primers dies de la infecció i, per eliminar la resta, s'utilitzen altres fàrmacs. No obstant això, el paludisme s'està tornant resistent al tractament més habitual i no es disposa d'alternatives a l'*Artemisia annua*. Hi ha una vacuna autoritzada a Europa que encara no està disponible als Estats Units.

Trobar una font alternativa als tractaments actuals és cada vegada més important amb l'augment de soques del paràsit *Plasmodium* resistent als fàrmacs. L'al·licina de l'all és un dels compostos coneguts que inhibeix activament la infecció palúdica. Els estudis de laboratori demostren que baixes concentracions d'al·licina impedeixen la capacitat del paràsit per envair les cèl·lules de l'hoste. En un estudi, una preparació d'al·licina subministrada per via oral o intravenosa durant quatre dies va disminuir significativament la quantitat de paràsits presents a la sang de ratolins i en va augmentar la supervivència durant deu dies.[84]

L'Arteether és un fàrmac antipalúdic que pot eliminar el paràsit del 98% dels hostes després de tres dies consecutius d'injeccions de 150 mil·ligrams.[85] En un estudi amb ratolins amb paludisme, es va administrar una dosi d'aquesta medicació seguida de tres dosis diàries d'oli d'all. El 100% dels hostes van eliminar el paràsit i tots els ratolins van sobreviure.[86]

38. MIELOMA MÚLTIPLE
—

Les cèl·lules plasmàtiques són un tipus de glòbuls blancs del sistema immunitari que normalment produeixen anticossos per lluitar contra els gèrmens. Es troben majoritàriament en la medul·la òssia, el teixit tou de l'interior d'alguns ossos. Si aquestes cèl·lules plasmàtiques es tornen malignes, creixen sense control i produeixen un tumor en un os. Si hi ha més d'un tumor, la malaltia es classifica com a mieloma múltiple. Aquestes cèl·lules plasmàtiques canceroses desplacen les cèl·lules hematopoètiques sanes de la medul·la òssia, acceleren la degradació de l'os i produeixen anticossos ineficaços. Això pot provocar anèmia, augment d'hematomes i hemorràgies, debilitat òssia, infeccions i problemes renals. Els homes són més propensos que les dones a desenvolupar aquesta malaltia, igual que les persones de més de seixanta-cinc anys i la població negra. El tractament estàndard inclou fàrmacs dirigits a la destrucció de les cèl·lules canceroses, fàrmacs que enforteixen els ossos o que reforcen el sistema immunitari. Altres opcions són el tractament intravenós amb anticossos de donants, la quimioteràpia, la radioteràpia o el trasplantament de medul·la òssia.

Les persones amb més risc de desenvolupar mieloma múltiple haurien de considerar la possibilitat d'afegir all a la seva dieta. En un estudi realitzat al nord-oest de la Xina hi van participar 220 pacients amb mieloma múltiple i 220 subjectes sans. Els que van prendre all van reduir significativament el risc de desenvolupar la malaltia.[87] L'all, per tant, pot utilitzar-se com a mesura preventiva en poblacions d'alt risc per reduir la possibilitat que les cèl·lules plasmàtiques es tornin canceroses i es converteixin en tumors.

39. OSTEOPOROSI
—

L'osteoporosi és una malaltia òssia en la qual l'organisme no pot produir prou os nou per substituir el que s'elimina. El procés d'absorció i substitució òssia es produeix de manera contínua, però, en les persones amb osteoporosi, la massa òssia acaba disminuint amb el temps. Això dona lloc a ossos debilitats, que són més propensos a trencar-se. És més comú en les dones que en els homes, perquè les dones tenen una massa òssia més petita. L'osteoporosi és una malaltia silenciosa, perquè no produeix símptomes i el diagnòstic sol arribar després que s'hagi trencat un os. Es tracta d'una malaltia hereditària, per la qual cosa, si un dels pares o avis ha tingut osteoporosi, hi ha més probabilitats que la següent generació també la pateixi. Certes malalties i medicaments també poden augmentar la probabilitat de desenvolupar-la. Per al seu control i tractament es recomana una dieta sana amb un contingut suficient de minerals productors d'os, exercicis de força i medicació.

Es van caracteritzar les fases de l'osteoporosi mitjançant estudis de pèrdua òssia en rates femelles ovariectomitzades. Diversos d'aquests estudis van descobrir que l'oli d'all pot suprimir la descomposició del teixit ossi[88] i prevenir la pèrdua de massa òssia induïda per la deficiència d'estrògens.[89] L'oli d'all es va comparar fins i tot amb la lovastatina, un fàrmac amb estatines que ajuda a formar os, i el 17 betaestradiol, un potent agent per prevenir l'osteoporosi. Igual que els dos agents receptats, l'oli d'all administrat a les rates femelles va produir una pèrdua òssia significativament menor i unes densitats òssies i un contingut mineral ossi superiors als de les femelles que no van rebre el suplement.[90] Sembla que l'all té una activitat similar a la dels fitoestrògens i es pot afegir a la dieta de les dones perimenopàusiques i postmenopàusiques per prevenir la pèrdua òssia i el desenvolupament d'osteoporosi.

40. PEU D'ATLETA

—

L'ús de sandàlies en vestidors i piscines públiques pot ajudar a protegir els peus d'una infecció fúngica comuna coneguda com a peu d'atleta. Aquest fong és molt contagiós i es pot contreure compartint calçat, caminant sobre superfícies infectades o entrant en contacte amb un peu que ja el pateix. Un cop contret, el fong creix sobre la superfície de la pell, o just a sota, i prospera en llocs humits i càlids. És important eixugar-se bé els peus, sobretot entre els dits, per evitar que creixi el fong. Aquest fong també pot créixer a les sabates, així que assegura't de desinfectar també el calçat que fas servir.

Hi ha tres tipus d'infecció. L'interdigital es produeix entre els dits dels peus i provoca picor, descamació, sequedat i esquerdes a la pell. La de tipus mocassí es caracteritza pel dolor al peu i pell engrossida al taló o al llarg de la planta. El peu d'atleta vesicular es desenvolupa en forma d'ampolles sota la pell. Les infeccions lleus poden tractar-se amb locions antimicòtiques, però les més greus poden requerir la prescripció de medicaments antimicòtics tòpics més forts o pastilles.

L'ajoè, un compost organosulfurat, s'extreu de l'all i, en un estudi, es va afegir a una crema per comprovar-ne l'eficàcia com a tractament antifúngic en pacients amb peu d'atleta. El 79% dels subjectes van quedar completament lliures del fong després de set dies de tractament. La resta dels pacients es van curar després de set dies addicionals. No es van observar infeccions recurrents al cap de tres mesos.[91] L'ajoè es va provar fins i tot davant la terbinafina, un medicament antifúngic prescrit habitualment per tractar aquesta afecció. Els subjectes que van rebre una aplicació tòpica de l'1% d'ajoè dues vegades al dia es van curar en tots els casos després de seixanta dies de tractament, mentre que els que van rebre l'1% de terbinafina es van curar en el 94% dels casos.[92] L'ajoè no només és més eficaç que la terbinafina, sinó que els extractes alcohòlics d'all que contenen ajoè són relativament barats. Així, aquesta planta pot proporcionar un tractament antifúngic eficaç i de baix cost per al peu d'atleta.

41. TINYA
—

La tinya és una infecció fúngica de les capes externes de la pell que es caracteritza per una erupció vermella que forma un cercle, o anell, a la superfície de la pell amb una clapa de pell més clara al centre. El fong pot afectar qualsevol zona del cos amb un o diversos anells. És contagiós. Fins i tot tocar roba de llit, tovalloles o superfícies que han estat en contacte amb el fong pot fer que s'adhereixi a la pell i comenci a multiplicar-se. Els nens són els més susceptibles d'agafar-lo. Al principi, l'erupció és vermella, pica i és plana. Si progressa, la pell es pot inflamar i hi poden aparèixer ampolles amb pus. Es poden utilitzar cremes antifúngiques per eliminar la infecció, però en casos greus pot ser necessari que un especialista recepti medicaments antifúngics.

S'ha comparat la seguretat i potència del compost antifúngic de l'all, l'ajoè, amb la terbinafina, un medicament habitual per tractar les infeccions fúngiques de la pell. Es van seleccionar aleatòriament seixanta homes diagnosticats de tinya inguinal o peu d'atleta perquè se'ls tractés amb gel d'ajoè o crema de terbinafina. Al cap de seixanta dies, el gel d'ajoè va eliminar tots els signes i símptomes de la infecció fúngica en el 73% dels casos, mentre que la crema de terbinafina va ser eficaç en el 71%.[93]

L'all és una planta que es pot utilitzar per tractar tòpicament la tinya, alleujant no només la intolerable picor, sinó el mateix fong: escalfa a foc suau all acabat de tallar amb oli d'oliva durant deu minuts i estén-lo sobre la zona infectada quan l'oli ja s'hagi refredat. Això es pot fer diverses vegades al dia, fins que desaparegui la infecció. Es pot preparar amb antelació i utilitzar-se cada dia, sempre que es tingui cura que l'oli no s'hagi contaminat amb el fong.

42. TINYA INGUINAL
—

La tinya inguinal és una infecció fúngica lleugerament contagiosa que apareix a l'engonal. Es desenvolupa quan el fong troba un lloc càlid i humit per créixer. La pell s'envermelleix a l'engonal i sovint s'estén cap a l'interior de les cuixes, els genitals i les natges. L'erupció es caracteritza per ser pruriginosa, seca i escamosa, amb ampolles vermelles plenes de pus que poden supurar. Sol ser molt més freqüent en homes que en dones i en els que suen molt, pateixen diabetis, tenen el sistema immunitari debilitat o porten roba interior ajustada. Es contagia per contacte directe, així que no comparteixis tovalloles ni roba amb una persona infectada. Atès que es tracta del mateix fong que causa el peu d'atleta, s'ha de tenir cura de no propagar el fong de l'engonal al peu o viceversa. Mantingues ambdues zones netes i seques per evitar que el fong s'estengui. Les pomades, locions o aerosols antimicòtics poden servir per eliminar les infeccions lleus en poques setmanes. Les infeccions més greus o els casos recurrents poden requerir medicaments antifúngics més potents.

L'ajoè és un compost ensofrat de l'all que té activitat antifúngica. Es va comparar amb la terbinafina, un medicament habitual per tractar les infeccions fúngiques de la pell. Seixanta homes amb tinya inguinal o peu d'atleta es van distribuir aleatòriament en dos grups: l'un va rebre gel d'ajoè i l'altre, crema de terbinafina. Al cap de seixanta dies, el gel d'ajoè va curar per complet la infecció fúngica en el 73% dels homes, mentre que la crema de terbinafina va tenir una eficàcia del 71%.[94] L'all proporciona un compost innovador que es pot utilitzar clínicament per tractar la tinya inguinal, alleujant no només la intolerable picor, sinó també el mateix fong. Si és el teu cas, prova d'escalfar all fresc picat en oli d'oliva i, quan es refredi, frega't la pell amb l'oli. Repeteix l'operació diverses vegades al dia, fins que desaparegui la infecció.

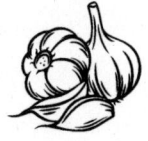

43. TRICOMONOSI VAGINAL
—

La tricomonosi vaginal, també coneguda simplement com a tricomonosi, és una malaltia de transmissió sexual comuna causada pel paràsit *Trichomonas vaginalis*. Dels milions de persones portadores del paràsit, només un percentatge d'elles ho sap. La majoria dels casos passen desapercebuts perquè són asimptomàtics.

Si apareixen símptomes, les dones solen tenir un augment del fluix vaginal, acompanyat de picor genital, relacions sexuals doloroses i cremor en orinar. Els homes poden experimentar picor a l'interior del penis, secreció o sensació de coïssor en orinar o ejacular. Per a la seva transmissió és necessari el contacte genital amb una persona infectada i el període d'incubació oscil·la entre cinc i vint-i-vuit dies. Tots dos membres de la parella necessiten tractament amb antibiòtics seguit d'abstinència sexual fins que la infecció desaparegui, normalment durant una setmana.

El tractament de referència per a la tricomonosi vaginal és el metronidazole, un medicament utilitzat per tractar les infeccions per paràsits. Els organismes de salut adverteixen que aquest fàrmac pot ser perillós, ja que s'ha demostrat que és cancerigen en rates i ratolins. També pot causar greus afeccions al sistema nerviós i només s'ha d'utilitzar quan sigui absolutament necessari. En conseqüència, hi ha molt interès a trobar teràpies alternatives per tractar la malaltia.

L'all resulta prometedor com a agent fitoterapèutic. Se'n va examinar l'efecte en la multiplicació i motilitat del *Trichomonas vaginalis* quan s'exposava a diferents concentracions d'all en pols. Aquest va inhibir completament tant la multiplicació com la motilitat del paràsit després de vint-i-quatre hores amb la dosi més alta i després de noranta-sis hores amb la dosi més baixa. Aquests resultats van ser comparables als del metronidazole, tot i que es va necessitar una dosi més gran d'all per obtenir els mateixos resultats.[95] L'all és segur de consumir, amb efectes secundaris lleus, si és que n'apareix cap. Per tant, es pot tenir en compte en els casos de tricomonosi vaginal per reduir les dosis del metronidazole.

44. TUBERCULOSI

La tuberculosi és una malaltia infecciosa causada pel bacteri *Mycobacterium tuberculosis*. Es propaga quan una persona infectada allibera a l'aire —en tossir, esternudar, riure, escopir o parlar— gotetes microscòpiques que contenen bacteris. Si aquestes gotetes s'inhalen, el bacteri troba un nou hoste.

Milions de persones a tot el món tenen el bacteri de la tuberculosi en la seva forma latent. Això significa que és present en l'organisme, però en estat inactiu i sense símptomes evidents. Aquesta forma no és contagiosa, però pot convertir-se en tuberculosi activa, per la qual cosa el tractament continua sent necessari.

La tuberculosi activa és contagiosa perquè els bacteris es multipliquen i afecten els pulmons i de vegades altres parts del cos. Es manifesten símptomes de tos crònica amb sang o sense, dolor toràcic, febre, fatiga i suors nocturnes. La tuberculosi és la principal causa de mort infecciosa a tot el món i la primera entre persones seropositives. El tractament actual amb antibiòtics dura de sis a nou mesos, llevat que la soca sigui farmacoresistent, cas en el qual es prescriu una combinació d'antibiòtics durant un màxim de trenta mesos. Moltes soques del bacteri de la tuberculosi són resistents a un o més d'aquests fàrmacs, per la qual cosa el temor que més bacteris assoleixin aquesta capacitat fa que el futur del tractament de la tuberculosi sigui incert.

L'all s'ha estudiat com a agent antituberculós i ha mostrat resultats prometedors contra el bacteri *Mycobacterium tuberculosis.*[96] Un dels compostos de l'all responsables d'aquesta activitat és l'al·licina. Els glòbuls blancs exposats a al·licina en laboratori van suprimir l'activitat del bacteri de la tuberculosi.[97] Això significa que la inflamació crònica dels pulmons disminuiria o desapareixeria en pacients amb la malaltia. Fins i tot les soques resistents als fàrmacs són susceptibles a l'all. Se'n van provar quinze i l'all va inhibir tota activitat.[98] L'all s'hauria d'incloure en els plans de tractament de les persones amb tuberculosi tant latent com activa, en especial quan hi hagi varietats resistents als fàrmacs.

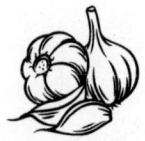

CAPÍTOL 2

DONA-LI VIDA AL TEU BENESTAR

—

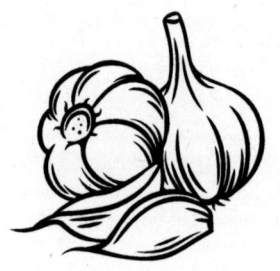

45. AGULLETES PER L'EXERCICI

—

Després de mesos d'inactivitat, sortir a jugar un partit de futbol o a córrer amb un amic pot semblar temptador. Tanmateix, l'endemà, la incomoditat de tenir els músculs adolorits fa que un pugui penedir-se d'haver-ho fet. Abans que et pugui passar això, potser et val la pena prendre mesures preventives per evitar les agulletes.

Aquest tipus de dolor muscular també pot ser conseqüència de la tensió, l'estrès o una malaltia. Pot aparèixer a qualsevol part del cos i durar des de diverses hores fins a mesos. Si està induït per l'exercici, el dolor és el resultat d'esquinços microscòpics en les fibres musculars, mentre que, si el dolor està relacionat amb una malaltia, el pot haver causat una inflamació.

De cara a preparar-te per a una sessió intensa d'exercici, afegeix all a la dieta abans de començar a practicar-lo i continua consumint-ne uns dies després per reduir les agulletes. Un suplement d'all administrat a atletes d'alt rendiment durant catorze dies abans d'una carrera i durant dos dies després els va reduir les agulletes. Tenien nivells més alts d'antioxidants, cosa que redueix l'estrès oxidatiu i, en conseqüència, el dany muscular. Es van mesurar nivells significativament més baixos de creatina quinasa, una molècula que augmenta després del dany muscular esquelètic, i d'interleucina 6, una proteïna que promou la inflamació. El dolor muscular percebut després de l'exercici també va ser menor en comparació amb el grup de control, que també va practicar l'exercici, però no va prendre el suplement d'all.[99]

46. ANGINA DE PIT

—

Es tracta del dolor o malestar al pit quan és símptoma de malaltia coronària. Es produeix quan no arriba prou sang rica en oxigen al cor a causa de l'estrenyiment o obstrucció d'una o diverses de les artèries que condueixen a aquest òrgan. N'hi ha de dos tipus. El primer, l'angina estable, sol desencadenar-se amb l'exercici físic i dura poc temps. Se sent com una pressió o opressió al pit i les molèsties poden estendre's al coll, la mandíbula, les espatlles, l'esquena o els braços. Les dones poden experimentar diferents símptomes, com nàusees, dificultat per respirar, fatiga extrema i dolor abdominal. El segon tipus, l'angina inestable, és més greu i pot causar dolor toràcic en qualsevol moment, fins i tot en repòs. Sol durar més temps i sol ser causada per un coàgul de sang que bloqueja parcialment o totalment el flux sanguini al cor. El resultat pot ser un infart de miocardi. L'angina estable lleu sol requerir tan sols adoptar un estil de vida més saludable. Medicaments com les estatines, els betabloquejadors, els antagonistes del calci, la nitroglicerina, l'aspirina i altres fàrmacs anticoagulants ajuden a millorar el flux sanguini. L'angina inestable pot requerir una angioplàstia i col·locació d'un *stent* o cirurgia de *bypass* coronari per eliminar qualsevol obstrucció i restablir el flux sanguini al cor.

Entre els molts beneficis de l'all destaca la seva activitat antitrombòtica. Té la capacitat de disminuir la formació de coàguls sanguinis en impedir que les plaquetes s'adhereixin entre si. Això es va demostrar en pacients amb angina inestable que van rebre injeccions intravenoses d'all durant deu dies. Els símptomes van millorar en un 82%, i en l'avaluació clínica, mitjançant electrocardiograma, es va observar una correcció del flux sanguini del 62%.[100]

L'all pot utilitzar-se com a teràpia profilàctica diària per prevenir l'angina de pit o disminuir la incidència o gravetat dels episodis.

47. ANTICOAGULANT

Els coàguls sanguinis són necessaris per aturar les hemorràgies, però també es poden formar en llocs del cos on poden ser perillosos. A les artèries i les venes, els coàguls es formen en un intent de reparar el dany tissular dipositant capes de fibrina i plaquetes. Això és un problema perquè aquests coàguls alenteixen el flux sanguini. Poden arribar a obstruir completament els vasos sanguinis en el seu lloc d'origen, o bé desprendre's i taponar una vena o artèria en una altra part del cos. Això pot ser molt greu i provocar un infart de miocardi o un ictus. Depenent d'on es localitzi el coàgul, el tractament consistirà en medicaments anticoagulants, paracetamol o ibuprofèn per controlar el dolor i la inflamació. Alguns efectes secundaris dels anticoagulants són hematomes greus, engrunes sagnants, vòmits de sang, dolor toràcic i hemorràgies nasals prolongades.

La capacitat de l'all per inhibir l'agregació plaquetària i reduir el colesterol LDL i la pressió arterial el converteixen en una excel·lent opció per millorar el flux sanguini i disminuir la incidència de coàguls. L'eficàcia de l'all es va demostrar en subjectes amb perfils lipídics normals que van ingerir diàriament extracte d'all envellit durant tretze setmanes. Al final del període de prova, es va extreure sang d'aquests subjectes i es va tractar amb ADP, un compost natural de l'organisme que fa que les plaquetes s'hi adhereixin entre si per formar coàguls. La sang dels subjectes que consumien all va mostrar una inhibició significativa de l'agregació plaquetària.[101] L'all és igual d'eficaç en els malalts coronaris, que solen presentar nivells elevats de lípids, com el colesterol. L'administració diària d'all va augmentar significativament la desintegració de coàguls, a més de reduir el colesterol.[102] Les persones amb risc de patir malalties cardiovasculars o accidents cerebrovasculars poden considerar el consum diari d'all com a mesura preventiva.

48. BERRUGUES

—

Les berrugues són petits creixements cutanis causats pel virus del papil·loma humà (VPH). Solen ser de color carn i contenir petits punts negres, que en realitat són vasos sanguinis coagulats. Les mans i, en concret, els dits són les zones més comunes on es troben, cosa que no és sorprenent, ja que el virus és contagiós. Si les berrugues apareixen a les plantes dels peus, es denominen berrugues plantars. La majoria de les berrugues desapareixen per si soles, però poden trigar un o dos anys a fer-ho. A moltes persones els resulten molestes i opten per desfer-se'n utilitzant medicaments amb àcid salicílic, congelació o tractaments amb làser. Aquests mètodes poden causar dolor, ampolles i cicatrius.

Un tractament casolà eficaç és l'all. Es pot aplicar directament sobre la berruga i s'obtenen resultats en un mes. Encara que pugui semblar molt de temps, és comparable als medicaments sense recepta, o fins i tot més ràpid. La utilitat de l'all es va estudiar en cinquanta pacients amb berrugues comunes múltiples recalcitrants. Se'ls va assignar aleatòriament l'ús d'un extracte lipídic d'all o sèrum fisiològic per a les berrugues. Al cap d'un mes, el 96% de les persones que van utilitzar l'extracte lipídic d'all van observar que les berrugues els havien desaparegut per complet, sense recidives. Això va ser significativament diferent dels resultats en el grup del sèrum.[103] Es creu que l'all actua amplificant la resposta immunitària i reduint la multiplicació de les cèl·lules víriques. Per tant, es pot considerar un tractament de primera línia per eliminar les berrugues o utilitzar-se quan altres mètodes hagin fracassat.

49. CÀRIES
—

La boca està plena de bacteris. Alguns són útils i d'altres són perjudicials. Els bacteris nocius formen una substància enganxosa i incolora anomenada placa que s'adhereix a les dents i a la unió de les genives amb les peces dentals. A la placa li encanta alimentar-se de sucres i midons, per la qual cosa gairebé tots els àpats li proporcionen aliment per créixer. A mesura que els bacteris de la placa s'alimenten dels sucres, produeixen àcids. Aquests àcids desmineralitzen la superfície de la dent extraient el calci i el fosfat de l'esmalt. La saliva intenta neutralitzar els àcids i aportar els minerals que falten perquè l'esmalt dental pugui remineralitzar-se. Quan la desmineralització és més ràpida que la remineralització, la dent comença a cariar-se, creant uns forats anomenats càries. Les càries són un important problema de salut bucodental i afecten fins al 90% dels infants i la majoria dels adults. L'únic tractament per a les càries és perforar-la i omplir el forat amb productes específics.

Un cop iniciada la càries, el procés no té marxa enrere. Per tant, el millor és la prevenció. És essencial una bona rutina d'higiene bucal, que ha d'incloure l'ús del fil dental un cop al dia i el raspallat dues vegades al dia. Reduir el consum de sucre també ajuda a disminuir la producció d'àcid dels bacteris que causen l'erosió de l'esmalt.

Hi ha diversos col·lutoris bucals comercials que contenen ingredients capaços d'eliminar els bacteris, però els efectes secundaris poden incloure vòmits, diarrea, taques a les dents i alteració de la flora bucal i intestinal. Les plantes naturals, com l'all, poden ser eficaces per prevenir la càries amb molts menys efectes secundaris. L'all amb òxid de calci es va comparar amb la clorhexidina (antisèptic), el fluorur sòdic (remineralització), el fluorur amb olis essencials (remineralització i antisèptic) i l'alum (antisèptic) per la seva capacitat per destruir els bacteris causants de la càries. Després de la clorhexidina, l'all amb òxid de calci va resultar ser el col·lutori bucal més eficaç per destruir els bacteris no desitjats i protegir les dents de la càries.[104] L'all és eficaç fins i tot contra les soques multiresistents de *Streptococcus mutans*, que contribueixen a la càries. En noranta-dues soques aïllades d'aquest bacteri procedents de dents cariades, el 30% eren resistents a quatre antibiòtics o més. En canvi, cap d'ells era resistent a l'all.[105] Així que el seu ús com a ingredient en col·lutoris bucals o dentífrics podria ajudar a reduir la incidència de les càries.

50. CASPA
—

La caspa és una malaltia crònica caracteritzada per la descamació de les cèl·lules de la pell del cuir cabellut. Les escames són visibles als cabells i a les espatlles com petites brosses blanques i olioses. No és una malaltia perillosa, però pot resultar molesta per a algunes persones. Una de les principals causes de la caspa és la dermatitis seborreica. Es creu que es desenvolupa quan els fongs *Malassezia*, que solen trobar-se a les glàndules sebàcies de la pell, afavoreixen l'aparició d'escames blanques o grogues al cuir cabellut. La pell d'aquestes zones es desprèn en forma de caspa. Els casos lleus són fàcils de tractar amb una higiene capil·lar diària per reduir l'acumulació de greix i cèl·lules cutànies. Altres casos són més difícils i poden necessitar xampús medicinals. Alguns d'aquests contenen agents antifúngics per eliminar els microorganismes no desitjats. D'altres alenteixen la taxa de mortalitat de les cèl·lules cutànies per reduir l'acumulació i la descamació.

L'all es considera un excel·lent remei casolà contra la caspa causada per la dermatitis seborreica i reforça el sistema immunitari de l'organisme per combatre les infeccions per *Malassezia*. S'ha demostrat que inhibeix, en la dosi adequada, el creixement de noranta soques de diversos fongs, incloses les de *Malassezia*.[106] Això fa de l'all un candidat prometedor per controlar la proporció d'aquest tipus de fongs en les secrecions olioses del cuir cabellut i prevenir el desenvolupament de la dermatitis seborreica i la caspa resultant.

Per tractar la caspa, es pot triturar all i afegir-lo a oli d'oliva. Després d'una infusió de vint minuts o més, aquesta barreja es frega al cuir cabellut i es deixa actuar durant 15 minuts. Després, cal aclarir i rentar amb el xampú habitual.

51. CEFALEES I MIGRANYES
—

El mal de cap pot aparèixer a qualsevol part del cap i ser agut, sord o pulsatiu. Pot durar des de menys d'una hora fins a diversos dies. Les migranyes són una forma de mal de cap intens, generalment només en un costat, acompanyat de nàusees, vòmits i sensibilitat a la llum i el so. Les migranyes poden aparèixer amb senyals d'advertència, com punts cecs en el camp visual, centellejos de llum o sensació de formigueig a la cara, braços o cames. Poden arribar a ser tan greus que incapacitin la persona que les pateix i sovint requereixen repòs i aïllament per recuperar-se.

Les causes de les migranyes són diferents per a cada persona. Els desencadenants són variats: canvis en els nivells hormonals, al·lèrgies alimentàries, estrès, alguns medicaments, estímuls sensorials o canvis en l'entorn, com una caiguda de la pressió baromètrica per una tempesta que s'aproxima. Els mals de cap habituals es poden deure a multitud de factors, des de la deshidratació fins a dormir poc o a una infecció. També poden ser símptomes d'una malaltia. Per alleujar els símptomes solen utilitzar-se analgèsics. En el cas de les migranyes, també es recepten medicaments contra les nàusees.

Durant segles s'ha suggerit l'all com a tractament per al mal de cap. Potser és la seva capacitat per diluir la sang el que pot reduir el risc de cefalees, però el més probable és que sigui una combinació de factors el que el fa eficaç. Es va administrar oli d'all a rates adultes amb depressió cortical difusa induïda, que es creu que és una causa subjacent de les aures i el dolor de la migranya. L'oli d'all va suprimir la gravetat de la malaltia, tot i que no va afectar-ne la durada.[107] Això suggereix que l'all pot disminuir la intensitat dels mals de cap i les migranyes, però no la seva durada.

El mal de cap per exposició a substàncies químiques, com el plom, també pot ser molt intens. L'oli d'all va ser capaç de reduir significativament els símptomes de mal de cap en homes amb alts nivells de plom en sang, a més d'eliminar-ne el metall. Cal argumentar que la desaparició del mal de cap va continuar de manera natural a l'eliminació del plom de l'organisme, però també es va utilitzar una altra substància, la D-penicil·lamina, per eliminar el plom en subjectes comparables; no obstant això, aquest medicament no va alleujar els símptomes del mal de cap.[108]

Prendre's un gra d'all fresc per alleujar el mal de cap és una opció, tot i que pot ser més recomanable un te d'all. Una altra manera de prendre'l és inhalar el vapor de grans d'all bullits en aigua. Això sí, tingues cura de no cremar-te les fosses nasals.

52. CURA DE FERIDES
—

Les ferides a la pell són molt freqüents i n'acaba tenint tothom. Tant si és a la punta del dit en tallar pastanagues com en relliscar amb la grava i pelar-nos un genoll, els talls i rascades esgarrapen el teixit cutani i solen provocar hemorràgies. Si la ferida és profunda, sagna molt o té algun objecte incrustat, ves el metge. Però, si és lleu, es pot tractar a casa.

Renta't les mans amb aigua i sabó. Neteja el tall o les rascades abocant-hi aigua freda i neta per eliminar-ne la brutícia i les restes. A continuació, torna a rentar-te amb aigua i sabó. Un cop tinguis la zona neta, hi pots aplicar una pomada antibiòtica.

S'ha observat que l'all envellit millora significativament la cicatrització de ferides en els pollastres. En un estudi, es van exposar pollets d'una setmana de vida amb ferides dorsals a diferents concentracions d'una solució d'all envellit sobre la pell. Totes les ferides exposades a l'all van mostrar un augment del moviment de les cèl·lules de la pell cap a l'interior de les ferides, cosa que va provocar una disminució de la seva mida. El col·lagen es va dipositar a més velocitat i es van formar nous i abundants vasos sanguinis. No es van observar canvis significatius en el grup de control de pollastres que no van rebre la solució d'all envellit.[109] Es va comprovar fins i tot que l'all, com a part d'un apòsit per a ferides de nanofibres de mel i quitosan, curava les ferides més ràpidament que un producte comercial en forma d'apòsit estèril amb plata que s'utilitza habitualment.[110]

53. DIARREA
—

La diarrea consisteix en deposicions soltes i aquoses. És molt freqüent i sol durar uns dies, tot i que una diarrea prolongada pot indicar una afecció mèdica, com per exemple la síndrome de l'intestí irritable. La diarrea sol anar acompanyada de calfreds i mal d'estómac, inflor, febre, nàusees i vòmits. Es produeix quan les femtes es desplacen massa de pressa pel còlon i aquest no té temps d'absorbir prou líquid. Els principals responsables de la diarrea són els virus, els bacteris i els paràsits. La intolerància alimentària i molts medicaments també poden causar-la en persones susceptibles. Si la diarrea persisteix més d'uns dies i la causa és bacteriana o parasitària, els metges poden receptar antibiòtics.

Alguns organismes patògens coneguts per causar diarrea en humans (*E. coli, Salmonella, Shigella* i *Proteus mirabilis*) van ser exposats a extracte d'all i als antibiòtics d'ampli espectre ciprofloxacina i ampicil·lina. L'all va ser més eficaç que l'ampicil·lina sobre els quatre tipus de bacteris i va ser similar a la ciprofloxacina en la seva activitat antimicrobiana. L'ampicil·lina s'ha receptat indiscriminadament durant molts anys i les soques de bacteris s'hi estan tornant resistents, cosa que en disminueix l'eficàcia. Aquest tipus de resistència no es coneix en el cas de l'all.[111] L'all es pot consumir en casos de diarrea per destruir els bacteris infecciosos i combatre els símptomes.

54. DIÜRÈTICS
—

Els diürètics són fàrmacs o altres substàncies que obliguen els ronyons a eliminar l'excés d'aigua i sal de la sang i els teixits. L'excés s'elimina a través de l'orina. Solen receptar-se quan els problemes mèdics provoquen una acumulació excessiva de líquid en els teixits. Això crea pressió i pot provocar una sèrie de problemes de salut. En eliminar l'aigua, es redueix la pressió en els teixits i es faciliten processos com la respiració i el bombament de sang. Per això, els diürètics s'utilitzen sovint per reduir el volum sanguini en les persones amb hipertensió, per tal de preservar la integritat estructural de les artèries i reduir el risc d'infart i ictus.

L'all és un diürètic natural que es pot utilitzar en lloc de les pastilles receptades quan es pateixen formes lleus d'hipertensió o quan hi ha inflor. Recorda que l'all pres amb altres diürètics pot induir la pèrdua de massa aigua, amb la conseqüent deshidratació. Si prens diürètics receptats, consulta el metge abans de prendre all com a complement. Tingues en compte que en els estudis amb gossos la resposta de l'all assoleix el seu efecte màxim entre trenta i quaranta minuts després d'ingerir-lo i que els ronyons tornen al seu funcionament normal al cap de 100 a 150 minuts. El temps de reacció en els humans serà diferent, però el model caní serveix com a pauta general. En un estudi sobre l'ús de l'all com a diürètic amb gossos, aquests no només van experimentar un augment de l'eliminació de líquids, sinó també una disminució simultània de la pressió arterial.[112] Dit això, es recomana precaució a l'hora de donar all als gossos, ja que conté tiosulfat, que és tòxic per a aquests animals i pot causar-los trastorns digestius i anèmia. Ara bé, en els éssers humans prendre aquesta planta és, sens dubte, una manera segura i eficaç d'eliminar l'excés de líquid de l'organisme.

55. ENVELLIMENT

El procés d'envellir implica molts canvis en l'organisme. Les artèries s'endureixen, els ossos perden densitat, la memòria disminueix, la pell es debilita i apareixen les arrugues. El ritme al qual es produeixen aquests processos varia d'una persona a una altra. La genètica i les malalties exerceixen un paper en quan i com envellim, però la dieta i l'estil de vida influeixen significativament en el procés. Hi ha moltes teories sobre l'envelliment, però la dels radicals lliures està guanyant cada vegada més pes. Es creu que els radicals lliures són els responsables dels danys relacionats amb l'edat en les cèl·lules i teixits. Es tracta de molècules inestables que busquen activament un electró. Ataquen la molècula estable més propera i li roben un dels seus electrons, convertint també aquesta molècula en un radical lliure. Això inicia una reacció en cadena de creació de radicals lliures que, en última instància, poden destruir les cèl·lules.

La clau per aturar aquests radicals lliures rau en els antioxidants. Atès que l'all i els seus components tenen propietats antioxidants, s'ha estudiat la seva capacitat per reduir els efectes de l'exposició als raigs ultraviolats (UV) sobre l'envelliment de la pell. Un suplement d'all en la dieta de ratolins irradiats amb UV va reduir la formació d'arrugues, el debilitament epidèrmic i la generació de radicals lliures. Els enzims antioxidants van augmentar. Es va suprimir la degradació del col·lagen dèrmic i de la fibra elàstica, [113] de manera que la pell va quedar més ferma i elàstica. Sembla que l'all envellit és més eficaç que l'all cru o cuit, perquè conté més quantitats d'antioxidants organosulfurats.[114] El consum diari d'all pot ser eficaç per reduir l'envelliment cutani induït per la radiació UV.

56. ESTOMATITIS PROTÈTICA
—

Les malalties de les engrunes, les càries o les lesions a la boca poden danyar les dents fins al punt que caiguin o calgui extreure-les. Les pròtesis dentals poden substituir les dents que falten, millorant així l'aspecte facial i la capacitat per menjar i parlar; les pròtesis completes substitueixen totes les peces dentals. Les dentadures postisses s'han de retirar a la nit i netejar-se amb un raspall de dents de cerres suaus per eliminar-ne els aliments, la placa, els bacteris i els fongs. Guardar la dentadura postissa durant la nit en un vas d'aigua evitarà que s'assequi i es deformi. Si no es netegen correctament, les dentadures postisses poden causar irritació a les genives i mal alè. Raspallar la dentadura postissa n'elimina els aliments i la placa, però no és gaire eficaç amb els bacteris i llevats. Si no s'utilitza un agent desinfectant a més del raspallat, el portador de la dentadura corre el risc que se li infectin les membranes mucoses de la boca. La causa sol ser la *Candida*, un llevat que sol trobar-se a la boca. Es pot multiplicar i prosperar a les genives, sota la dentadura postissa. Això provoca una malaltia coneguda com a estomatitis protètica, que comporta la inflamació i l'enrogiment de les genives.

La nistatina és un medicament antifúngic utilitzat habitualment per tractar-la. Té un sabor amarg i pot causar irritació a la boca, nàusees, diarrea o malestar estomacal. Aquest fàrmac es va estudiar comparativament amb l'all per a l'eliminació de les infeccions per *Candida* a la boca de pacients als quals s'havia diagnosticat estomatitis protètica. Durant quatre setmanes, els pacients de tots dos grups van experimentar una reducció significativa de les seves infeccions, però els que van prendre all es van mostrar més satisfets amb el tractament.[115] Això es pot deure a l'absència d'efectes secundaris de l'all i al seu sabor més agradable.

L'all és més efectiu que altres medicaments antifúngics, com el fluconazole. Això és especialment important perquè algunes espècies de fongs hi són resistents. Es van aïllar diverses espècies de *Candida* de les dentadures dels pacients i es van exposar a l'oli essencial d'all o al fluconazole. Gairebé totes van ser destruïdes per l'all; tan sols un petit percentatge van ser resistents al fluconazole i van continuar prosperant. En investigacions posteriors, les cèl·lules de *Candida* que s'agrupen per formar biopel·lícules —una pel·lícula viscosa de cèl·lules de llevat que s'adhereix a les dentadures postisses— van ser molt resistents a la destrucció per fluconazole. L'all, però, va demostrar ser més potent i en va eliminar la majoria.[116] L'ús de l'all en combinació amb els fàrmacs antifúngics o en substitució d'aquests fàrmacs pot eliminar les infeccions més de pressa i d'una manera més segura i menys agressiva per a l'organisme.

57. FALTA D'ALÈ
—

Tenir dificultats per respirar pot ser angoixant. Diversos factors desencadenants, com l'altitud, l'obesitat, l'exercici extenuant o les temperatures extremes, poden provocar sensació d'ofec. En molts casos, però, és símptoma de certes afeccions mèdiques, sobretot les que afecten el cor i els pulmons. La falta d'aire sol anar acompanyada de nivells baixos d'oxigen a la sang de les artèries. Això es pot deure al fet que els pulmons no absorbeixen prou oxigen de l'aire o que la sang no transporta prou oxigen als teixits. Sigui quina sigui la causa, la respiració se'n veu afectada.

Les persones amb síndrome hepatopulmonar tenen dificultat per respirar i presenten baixos nivells d'oxigen a la sang arterial. S'ha demostrat que l'all millora la respiració d'aquests pacients en augmentar els seus nivells d'oxigen en sang. El 40% dels subjectes als quals es van administrar càpsules d'all en pols cada dia durant sis mesos van augmentar la quantitat d'oxigen en sang en almenys 10 mmHg o van disminuir la diferència en la quantitat d'oxigen en les cèl·lules pulmonars en comparació amb les arterials, la qual cosa significa que es transportava més oxigen per tot el cos.[117] En nens amb aquesta síndrome, les càpsules d'all en pols també van augmentar els nivells d'oxigen en sang en 10 mmHg, però aquesta vegada en el 53% dels pacients.[118] Sembla que l'all és eficaç per millorar els nivells d'oxigen a la sang arterial i pot ajudar a alleujar els problemes respiratoris. I, malgrat que no és eficaç en tots els pacients, val la pena provar-ho.

58. FEBRE
—

La febre és un augment temporal de la temperatura corporal. No és una malaltia, sinó un senyal que una cosa inusual està succeint al cos. Les febres lleus s'han de deixar sense tractar per permetre que el sistema immunitari s'encarregui de la causa. Les febres altes són més preocupants i requereixen alguna intervenció. Poden anar acompanyades de sudoració, calfreds, fatiga, debilitat muscular i mal de cap. Solen ser causades per virus, bacteris, alguns medicaments, cremades solars, afeccions inflamatòries o tumors malignes. Els medicaments com l'aspirina, el paracetamol o els antibacterians receptats són eficaços per reduir la febre, però comporten riscos. Els antibiòtics destrueixen els bacteris intestinals que ens ajuden, i això provoca trastorns digestius; l'ús excessiu de paracetamol pot causar danys renals i hepàtics, i l'aspirina pot causar mal d'estómac, hemorràgies i debilitat.

L'ús d'herbes medicinals per tractar molèsties i símptomes corporals és cada vegada més popular. En setze centres sanitaris de Trinidad escollits a l'atzar, es van seleccionar pacients que solien utilitzar herbes per controlar la seva salut perquè aportessin informació sobre el seu ús específic. Creien tan fermament en el potencial d'aquestes herbes que el 87% pensava que eren tan eficaces com la medicació receptada. Es van referenciar més de cent herbes i plantes diferents, i l'all va ser la més popular. Dels 265 participants, el 48% utilitzava l'all, sobretot per reduir la febre, la tos i els símptomes del refredat comú.[119] Malgrat l'absència d'assajos clínics que hagin estudiat l'all per combatre la febre en humans, la seva validesa està avalada per un ús estès i prolongat. Això es veu refermat per un estudi en el qual es va infectar porcs amb un virus porcí. Els que van rebre all van presentar temperatures rectals més baixes que els porcs del grup de control, que no n'havien pres.[120]

59. FEBRE DEL FENC
—

Les reaccions al·lèrgiques que es produeixen quan, en determinats moments de l'any, certs irritants ambientals són més abundants, com el pol·len a la primavera, poden causar irritacions similars als símptomes d'un refredat. Es tradueixen en secreció nasal, picor i llagrimeig d'ulls, esternuts freqüents, congestió dels sis paranasals i, possiblement, mals de cap. Però no es tracta només dels al·lèrgens de l'exterior. Els d'espais interiors, com els àcars de la pols o la caspa de les mascotes, poden provocar símptomes de febre del fenc en qualsevol època de l'any.

Es produeix quan el sistema immunitari reacciona de manera anormal a aquestes substàncies innòcues. Les considera invasores indesitjables i les ataca produint anticossos específics que identifiquen l'al·lergogen com a nociu per a l'organisme. Cada vegada que una persona entra en contacte amb aquest al·lergogen, s'activa la resposta al·lèrgica.

Les al·lèrgies no tenen cura, però hi ha molts medicaments de venda —amb recepta mèdica i sense— que ajuden a alleujar-ne els símptomes. Entre ells hi ha els antihistamínics, els descongestius i els corticoesteroides. Tanmateix, poden provocar somnolència, hipertensió, insomni, irritabilitat, restricció del flux urinari, debilitat muscular, retenció de líquids i augment de pes, entre molts altres efectes secundaris. El remei podria arribar a ser pitjor que la mateixa malaltia.

L'all pot reforçar el sistema immunitari per augmentar la seva capacitat de fer front a l'estrès, les toxines i els irritants. Un sistema immunitari més fort redueix el potencial al·lèrgic. Els suplements d'extracte d'all envellit administrats a participants humans sans van augmentar-ne la funció de les cèl·lules immunitàries i van reduir la gravetat dels símptomes del refredat,[121] que comparteix molts dels símptomes amb la febre del fenc. L'all també conté apigenina,[122] un compost flavonoide que és un potent antiinflamatori. L'apigenina inhibeix proteïnes específiques associades a les al·lèrgies i a la resposta al·lèrgica. Considera la possibilitat de consumir all cada dia si pateixes al·lèrgies durant tot l'any. Si són estacionals, comença a prendre'n unes setmanes abans que comenci el període crític i continua fins que la irritació i els símptomes hagin desaparegut.

POTENCIA LA TEVA SALUT

BENESTAR

PLAGUES

USOS EXTRAORDINARIS

60. FUNCIÓ COGNITIVA

L'obtenció i el processament del coneixement és el resultat dels processos cognitius o mentals que inclouen la percepció, la memòria, el raonament, el judici, l'atenció i el llenguatge. Cada persona és única i difereix en la seva forma de veure i reaccionar davant del món que l'envolta. La genètica és responsable de la major part de les variacions cognitives observades en la població general. Els factors ambientals i els processos fisiològics constitueixen la resta. Els desequilibris químics i els canvis en les vies metabòliques poden provocar alteracions notables en la cognició amb el pas del temps. Alguns d'aquests processos poden desencadenar-se amb l'edat, les deficiències alimentàries o l'exposició a substàncies químiques o patògens exògens, la qual cosa provoca el deteriorament de la memòria i les capacitats de pensament.

La pèrdua de memòria i la dificultat per aprendre noves tasques són comunes en algunes formes d'amnèsia. Els ratolins amnèsics que van rebre suplements d'all durant tres setmanes d'assaig van experimentar una reversió parcial de l'amnèsia a curt termini i una millora significativa de l'aprenentatge a llarg termini.[123] Una altra afecció que afecta la cognició és l'estrès oxidatiu derivat de la resistència a la insulina. Les rates obeses amb aquesta afecció presentaven dèficits cognitius que van millorar després de quatre setmanes de tractament amb all.[124] Fins i tot els problemes de memòria induïts pel plom es poden millorar si es consumeix all. En un estudi es va aconseguir reduir el contingut de plom en els teixits cerebrals de les rates i es van protegir contra el dany oxidatiu. L'efecte va ser comparable al de la vitamina C, utilitzada habitualment per superar la toxicitat del plom.[125]

61. GRIP

La grip estacional és una malaltia respiratòria causada pels virus de la grip A i B. És contagiosa, ja que una persona pot infectar-se en tocar una superfície amb el virus i transferir-lo a la boca o el nas. Allà, el virus s'instal·la en el revestiment de la mucosa i comença a replicar-se. Les persones contaminades que tossen o esternuden fan que el virus es transmeti per l'aire. La simple inhalació d'aquest aire pot iniciar una infecció.

Els símptomes poden ser lleus o greus i, en alguns casos, mortals. Els símptomes inclouen febre, mal de gola, secreció o congestió nasal, tos, fatiga, dolors musculars i mal de cap. En un primer moment, es poden prendre medicaments antivirals per escurçar la durada de la malaltia en un o dos dies i disminuir-ne la gravetat dels símptomes.

Cada any, moltes persones opten per vacunar-se contra la grip per intentar no contagiar-se. Tanmateix, això no garanteix que no s'emmalalteixi. Els que sucumbeixen a la grip poden optar per prendre medicaments antivirals, però aquests tenen possibles efectes secundaris: nàusees, vòmits, diarrea i mal de cap. Per evitar-los, una bona opció és l'all envellit. En un estudi sobre l'efecte del consum diari d'all envellit enfront del placebo en la reducció dels símptomes del refredat i la grip hi van participar 120 persones sanes. Al cap de quaranta-cinc dies, les cèl·lules del sistema immunitari responsables d'eliminar els virus eren més actives en els consumidors d'all. Al final de l'estudi, els participants del grup que havien consumit all i que van contreure el virus de la grip tenien menys símptomes i menys greus que els del grup de control. També van reportar menys absències a la feina i l'escola.[126] L'all millora la funció immunitària i permet a l'organisme protegir-se millor dels virus.

62. HEMORROIDES
—

Les hemorroides són venes inflades al recte i l'anus. Les parets de les venes poden estirar-se i fer que els vasos sanguinis s'inflin. Les internes es troben dins del recte i poden fer que les femtes s'expulsin amb sang. Aquesta zona té pocs receptors del dolor, per la qual cosa les hemorroides internes no solen fer mal. En canvi, les hemorroides externes estan situades a l'anus, on hi ha més nervis sensibles al dolor. Poden fer bastant mal, sobretot a l'hora de defecar. Es desenvolupen per una acumulació de pressió a la part inferior del recte que pot afectar el flux sanguini i fer que les venes s'inflin. L'esforç en defecar, l'embaràs o l'obesitat poden provocar-les. Les hemorroides són molt freqüents i expliquen, en cas de patir-les, el sagnat, la picor, el dolor i la inflamació. Les cremes o supositoris tòpics, les compreses fredes i els analgèsics orals ajuden a alleujar-ne els símptomes.

La hipertensió pot exercir massa pressió sobre les petites venes del recte i donar lloc a hemorroides. L'all disminueix significativament la pressió arterial alta en pacients hipertensos[127] i pot reduir el risc de desenvolupar hemorroides. Si ja hi són presents, el dolor i la inflamació s'alleugen amb all cru pel seu efecte antiinflamatori. En reduir la inflamació del teixit, disminueixen el dolor i la picor.

Introdueix-te un gra d'all d'uns dos centímetres, pelat i untat en oli de coco, al recte. Tingues-l'hi tota la nit i deixa que l'evacuació intestinal de l'endemà l'elimini del cos. Repeteix-ho cada nit fins que les hemorroides redueixin de mida i en desapareguin els símptomes.

63. HIPERPLÀSIA BENIGNA DE PRÒSTATA
—

Amb l'edat, la pròstata augmenta de mida i obstrueix la uretra. Això estreny el conducte pel qual flueix l'orina des de la bufeta fins a l'exterior a través del penis, cosa que pot provocar retenció urinària, micció freqüent o feble o un retard en l'inici de la micció. Menys de la meitat dels homes amb hiperplàsia benigna de pròstata n'experimenten símptomes, però, si són molestos, s'ha de disminuir la ingesta de líquids i evitar els diürètics. Si és el teu cas, no prenguis medicaments amb descongestionants o antihistamínics, ja que contenen ingredients que poden empitjorar-ne els símptomes. En els casos més greus, es poden prendre medicaments per relaxar els músculs de la bufeta i la pròstata per tal de facilitar el flux d'orina o reduir la mida de la glàndula prostàtica. En cas necessari, és possible l'extirpació quirúrgica de la pròstata.

Un ampli estudi de casos en homes, amb hiperplàsia benigna de pròstata i sense, va investigar la relació entre la ingesta dietètica d'all i ceba (que comparteixen alguns dels mateixos compostos bioactius de sofre) i la prevalença de l'afecció. Curiosament, es va descobrir que, com més all i ceba es consumien en la dieta, més petita era la probabilitat de patir aquesta afecció.[128] L'all suprimeix el creixement cel·lular de la glàndula i disminueix la inflamació del teixit.[129] Ambdós processos impedeixen que la pròstata augmenti de mida i afecti la funció de la bufeta.

64. MAL DE QUEIXAL
—

Un dolor agut o punyent en una peça dental o al seu voltant pot ser una tortura. El dolor pot ser constant o manifestar-se només quan s'exerceix pressió sobre la peça i sol deure's a la irritació de l'arrel nerviosa de la dent. De vegades es produeix inflamació al voltant de la peça dental i mal de cap. Algunes de les causes més comunes són les càries, empastaments danyats, genives infectades, traumatismes a la dent o bruxisme. Sovint cal un tractament dental per reparar una dent malmesa. Els analgèsics s'utilitzen per calmar temporalment el dolor i la inflamació.

Una alternativa a medicaments com l'ibuprofèn o el paracetamol és l'all. Per al dolor intens, la font més potent d'all és l'all fresc i cru. Pela un gra d'all i talla'l per la meitat. Pressiona amb les meitats ambdós costats de la dent, assegurant-te de cobrir també les genives. Això pot provocar una sensació de formigueig o cremada. Si et resulta incòmode, enretira'l i esbandeix-te la boca amb aigua. L'all hauria de reduir-ne la inflamació i el dolor. Si la causa del dolor és una infecció, l'all és un excel·lent antimicrobià i pot reduir els símptomes en eliminar els bacteris o els fongs.

Un altre mètode consisteix a triturar diversos grans d'all i barrejar-los amb una culleradeta de sal marina. Aquesta pasta es pot aplicar directament sobre la dent afectada. Després de cinc minuts, esbandeix-te la boca amb aigua salada. Es pot preparar un col·lutori bucal amb una recepta similar, a base de grans d'all triturats, sal marina i aigua tèbia. Esbandeix-te la boca durant diversos minuts abans d'escopir. Això es pot fer diverses vegades al dia, fins que desaparegui el dolor.

65. MOSSEGADES DE SERP

—

Les serps verinoses es troben a tot el món i poden ser una amenaça per a l'ésser humà, sobretot a les zones rurals, on són més abundants. La majoria de les serps no són verinoses, però en alguns casos la seva mossegada pot ser molt perillosa. Si vius en una zona on hi ha serps, és important que prenguis precaucions per evitar que et mosseguin accidentalment. Comprova sempre les piscines i llacs abans de capbussar-t'hi per assegurar-te que no hi ha animals no desitjats. No acostis les mans ni els peus a les escletxes i evita caminar per l'herba alta. Si vas d'excursió, porta calçat tancat. I, sobretot, no molestis les serps. La majoria de les mossegades de serp són provocades —de manera intencionada o no— per la persona que resulta mossegada. Si te'n mossega una, queda't quiet i busca atenció mèdica immediatament. Veuràs les marques de la mossegada al voltant de la ferida i gairebé segur que notaràs envermelliment, inflamació i dolor. Depenent del verí, també pots experimentar nàusees, sudoració, problemes de visió o formigueig a les extremitats.

Intenta recordar sempre l'aspecte de la serp per poder donar aquesta informació als professionals mèdics i que puguin administrar l'antídot correcte, si és que fos necessari. Si la mossegada és d'una serp no verinosa i la ferida està neta i no és gaire profunda, el tractament es pot fer a casa.

Neteja la ferida amb aigua tèbia i sabó neutre. Eixuga-la amb cura. A continuació, consumeix all. Les seves propietats antimicrobianes i antiinflamatòries poden reduir-ne la inflamació, el dolor i el risc d'infecció secundària. L'all ja va ser recomanat per tractar les mossegades de serp fa dos mil anys per Dioscòrides Pedaci, un metge grec que va escriure una enciclopèdia en cinc volums sobre l'ús medicinal de les plantes. Durant mil cinc-cents anys va ser considerat la principal autoritat en aquest camp. La medicina aiurvèdica també recomana l'all per a les mossegades de serp i suggereix consumir-lo amb vi o *ghee*. Continua amb el tractament d'all fins que els símptomes hagin desaparegut. Mentrestant, visita el metge per assegurar-te que t'estàs curant correctament.

66. OTITIS EXTERNA

L'aigua que roman a l'orella després de nedar pot causar una infecció a l'interior del conducte auditiu extern. L'ambient càlid i humit és el brou de cultiu perfecte per a bacteris o fongs que solen trobar-se a l'aigua o a la pell. Aquests envaeixen fàcilment l'àrea i es multipliquen. La infecció causa picor i enrogiment, que poden intensificar-se fins a provocar dolor intens a l'orella i al seu voltant, secreció de pus, febre i obstrucció parcial o total del conducte auditiu. Per aturar la infecció, els metges solen receptar antibiòtics, antifúngics o gotes per a les orelles que els contenen tots dos, a més d'esteroides. També es recomana prendre analgèsics, com l'ibuprofèn. Un mètode eficaç per resoldre l'otitis externa és mitjançant all i oli d'oliva. Pela un gra d'all i talla'l en diversos trossos. Escalfa unes cullerades d'oli d'oliva al bany maria, a foc mitjà, i afegeix-hi l'all. Transcorreguts vint minuts, retira-ho del foc. Deixa que l'oli impregnat d'all es refredi fins a assolir una temperatura tèbia. Estira't amb l'orella infectada cap amunt. Amb un comptagotes o una boleta de cotó, aboca unes gotes d'oli a l'orella infectada. Tapa-ho amb un drap calent. Transcorreguts deu minuts, asseu-te i deixa escórrer l'oli de l'orella. Repeteix l'operació dues vegades al dia, fins que la infecció desaparegui.

Això funciona bé tant si la infecció és bacteriana com fúngica. El fong més comú en l'otitis externa és l'*Aspergillus*. En un estudi, l'oli d'all concentrat va inhibir el creixement d'aquest fong i es van obtenir resultats similars o millors que amb alguns preparats farmacèutics.[130]

67. PÈRDUA DE PES
—

Quan el cos acumula massa greix corporal, augmenta el risc de patir problemes de salut, com diabetis, cardiopaties i certs tipus de càncer. Perdre pes pot millorar o prevenir qualsevol d'aquestes afeccions induïdes pels quilos de més.

El greix s'acumula al cos quan s'ingereixen més calories de les que es cremen; aquest excés de calories s'emmagatzema en forma de greix. Fer exercici i seguir una dieta sana amb una ingesta calòrica adequada ajudarà a cremar el greix emmagatzemat i a reduir el pes corporal. Durant el procés, la gent sol dir que arriba a un punt d'estancament en què sembla que ja no pot continuar avançant, malgrat els continus esforços amb l'exercici i la dieta. Això es deu al fet que el metabolisme s'alenteix a mesura que s'aprima.

La termogènesi és un procés metabòlic que es pot accelerar menjant all. Alguns dels sulfurs de l'all augmenten la termogènesi, o producció de calor, en les cèl·lules del teixit adipós marró en elevar els nivells d'adrenalina i noradrenalina, que se sap que mobilitzen el greix per cremar-lo com a combustible.[131] Això pot conduir a la pèrdua de pes, cosa que es va demostrar en subjectes amb sobrepès diagnosticats de fetge gras no alcohòlic. Els participants van rebre dos comprimits d'all o dos comprimits de placebo al dia.

Els que van consumir l'all van reduir significativament el seu pes corporal i la seva massa grassa corporal en comparació amb l'altre grup.[132]

68. POLLS
—

La història es repeteix: any rere any els nens són enviats a casa des del col·legi amb una nota advertint els pares que hi ha un brot de polls. Aquests diminuts insectes que infesten el cuir cabellut dels nens (i dels adults) són font d'aversió i vergonya, tot i que tenir polls no és senyal de mala higiene personal.

Els polls s'alimenten de la sang del cuir cabellut i es transmeten fàcilment d'una persona a una altra per contacte directe. També poden saltar del cap i aterrar a la catifa, la roba de llit, les tovalloles o els peluixos, on dipositen els seus ous i poden créixer durant un o dos dies més. Una persona pot estar infectada durant diverses setmanes abans que comenci la picor (una reacció al·lèrgica a la saliva del poll).

Els polls i les llémenes (ous) són difícils de veure, però una mirada de prop al voltant de les orelles i el coll permet visualitzar-los. Per matar els polls adults s'utilitzen xampús medicinals. Els ous són complicats d'eliminar perquè s'adhereixen a la tija del pèl amb una substància enganxosa difícil de treure. Es recomana un segon tractament amb un xampú adequat quan les llémenes es desclouen.

Es creu que la forta olor de l'all asfixia els polls, per la qual cosa aquests poden eliminar-se del cuir cabellut amb un tractament d'all. Si s'afegeix vinagre de sidra de poma a la fórmula, les llémenes es desprenen de la tija capil·lar, per la qual cosa també se'n poden eliminar els ous. Repeteix el tractament cada nit durant una setmana, fins que desapareguin tots els polls i els seus ous.

TRACTAMENT PER ALS POLLS
- 1 cabeça d'all
- 1 cullerada de vinagre de sidra de poma
- 2 cullerades d'oli de coco

1. Tritura tots els grans de la cabeça d'all fins a obtenir una pasta. Barreja'ls amb el vinagre de sidra de poma i l'oli de coco.
2. Aplica la barreja sobre el cuir cabellut. Fes-t'hi un massatge durant diversos minuts i deixa actuar durant mitja hora. Esbandeix i renta't els cabells amb el teu xampú de sempre.

69. PRÀCTICA ESPORTIVA
—

L'exercici aeròbic millora la forma física augmentant la freqüència cardíaca i respiratòria. La sang es bomba per tot el cos i porta oxigen a les cèl·lules per mantenir els músculs en funcionament. L'augment de la forma física no només millora la salut física, sinó també la mental i emocional. L'exercici aeròbic regular enforteix el cor, fa que els músculs consumeixin més oxigen i augmenta el nombre de mitocòndries a les cèl·lules musculars. Això millora la resistència i crema més eficaçment els greixos i els hidrats de carboni. Córrer, caminar, anar en bicicleta i nedar són alguns exemples d'activitats aeròbiques.

També és important practicar activitats anaeròbiques. Aquest tipus d'exercici es caracteritza per ser curt i intens. Recorre a l'oxigen ja emmagatzemat en els músculs i es realitza principalment per augmentar la massa muscular. L'aixecament de pesos o l'entrenament de resistència amb el pes corporal en són dos exemples. L'entrenament amb pesos trenca els músculs i, durant la reparació, es produeix un nou i més gran creixement del teixit muscular. Segons sembla, els músculs augmenten de mida per protegir el cos de futures tensions.

Molts de nosaltres tenim l'objectiu de treballar la forma física i hi ha nombrosos productes al mercat que prometen fer-ho millorant la resistència o augmentant la massa muscular. Alguns poden funcionar, però solen incloure una llarga llista de components qüestionables. L'all pot utilitzar-se com a agent potencial per augmentar el rendiment de l'exercici sense els efectes secundaris adversos d'alguns dels productes disponibles. Es va dividir homes sans i entrenats en dos grups, que van rebre 900 mil·ligrams d'all en pols o un placebo tres hores abans d'una prova per fer en una cinta de córrer. Al cap de dues setmanes, els homes van canviar de grup i van tornar a realitzar la prova, aquesta vegada amb l'altre fàrmac de prova (all en pols o placebo).[133] Els resultats indiquen que l'all augmenta significativament el VO_2 màx., que és la taxa màxima de consum d'oxigen mesurada durant l'exercici incremental i que determina l'aptitud cardiorespiratòria del subjecte. Les persones amb nivells millorats de VO_2 màx. tendeixen a augmentar la capacitat de resistència durant l'exercici prolongat.

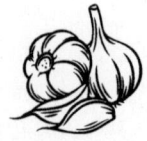

70. PROTECCIÓ CONTRA LES RADIACIONS

—

La radiació és energia en forma de partícules o ones que pot causar mutacions genètiques per exposició prolongada i augmentar el risc de patir càncer. Grans dosis durant un curt període de temps causen nàusees, pèrdua de cabells, fallada orgànica o fins i tot la mort. En espais exteriors, l'exposició a la radiació dels raigs ultraviolats del sol és constant. En espais coberts, els procediments mèdics amb raigs X i tomografies emeten dosis elevades de radiació. A la llar, alguns dels culpables són els microones, les connexions sense fil a internet i els telèfons mòbils. En el món actual, és impossible evitar l'exposició a les radiacions si es vol interactuar en societat. Per tant, el millor per minimitzar els efectes de l'exposició és prendre mesures preventives, tant si és respecte dels raigs UVA i UVB del sol com dels aparells electrònics propers.

Diversos compostos ensofrats derivats de l'all mostren potencial com a agents radioprotectors. L'al·lilmetilsulfur va disminuir el dany cel·lular dels radicals lliures generats en ratolins després de l'exposició a raigs X. També va suprimir l'activació d'enzims promotors de malalties.[134] El 2-propenil tiosulfat sòdic (2PTS) va disminuir significativament el dany de l'ADN induït pels raigs X en cèl·lules de rata i ratolí quan les cèl·lules es van preincubar en 2PTS durant quaranta-vuit hores abans de l'exposició a la radiació.[135] D'aquesta manera, menjar all cada dia protegeix l'organisme de l'exposició a la radiació ambiental. Com a precaució, també seria una bona idea consumir-ne una mica durant uns dies abans i després de qualsevol procediment que requereixi radiació.

71. PROTECCIÓ HEPÀTICA

El fetge és l'òrgan intern més gran del cos. Filtra les toxines del torrent sanguini per evitar que alterin els teixits. Quan el teixit hepàtic es danya, té la capacitat de regenerar-se i produir teixit nou i sa. No obstant això, quan el dany és massa important, apareix la malaltia hepàtica i el fetge deixa de funcionar com caldria. Hi ha diverses malalties hepàtiques, com les hepatitis A, B i C, la cirrosi hepàtica, la malaltia del fetge gras no alcohòlic i l'hepatitis alcohòlica. Altres causes de malaltia hepàtica són els verins, els medicaments i els virus. Els símptomes són inflamació i dolor abdominal, hematomes, fatiga, pèrdua d'apetit i icterícia.

El fetge rep constantment compostos perillosos que amenacen la salut de diversos teixits de l'organisme o de l'individu en el seu conjunt. Si no es metabolitzen en compostos innocus o s'excreten, resulten tòxics per al fetge i en perjudiquen les funcions crítiques. És imperatiu protegir aquest òrgan perquè continuï defensant la resta de l'organisme.

El paracetamol és un d'aquests medicaments coneguts per induir toxicitat hepàtica. És un dels analgèsics més populars a bona part del món. Si prens paracetamol, assegura't de prendre'l amb all. En un estudi amb ratolins, en què l'all va ser administrat mitja hora després del paracetamol, es va suprimir la lesió hepàtica aguda i es va evitar la mort per sobredosi.[136]

Un sol gra d'all també pot protegir el fetge d'una de les toxines hepàtiques més potents, el tetraclorur de carboni. Els antioxidants de l'all protegeixen contra aquest compost, que, si no es controla, causa greus danys als teixits estructurals del fetge.[137] L'all fins i tot pot millorar la funció d'altres medicaments per augmentar la seva eficàcia. El difenil dimetil bicarboxilat, utilitzat com a medicament en alguns països per prevenir el dany hepàtic en pacients amb hepatitis crònica, funciona de manera molt més eficaç quan se li afegeix oli d'all.[138]

72. PROTECCIÓ RENAL
—

Les lesions renals poden fer que els ronyons perdin la capacitat d'eliminar els productes de rebuig de la sang i equilibrar els líquids. Els casos aguts d'insuficiència renal es produeixen quan els ronyons perden sobtadament la capacitat de filtració i s'acumulen a la sang nivells perillosos de rebuig. Això passa en un curt període de temps i requereix un tractament intensiu per a una recuperació completa. La insuficiència renal crònica és progressiva i irreversible. Els símptomes es deuen a l'acumulació de productes de rebuig en l'organisme i inclouen debilitat, dificultat per respirar, fatiga i confusió. Pot acompanyar-se d'un ritme cardíac anormal i, en cas extrem, de mort sobtada. La prevenció és la millor manera d'actuar, controlant la tensió arterial i la diabetis. Si la malaltia ha avançat massa, pot ser necessària la diàlisi o el trasplantament.

El paracetamol és un medicament molt popular que es pren per reduir el dolor i la febre. Si s'utilitza habitualment, i sobretot si es pren amb alcohol, pot causar danys estructurals i funcionals en els ronyons. El disulfur de dial·lil derivat de l'all protegeix els ronyons d'aquest tipus de danys. El consum d'all abans de l'administració de paracetamol va reduir significativament, en un estudi amb rates, el dany renal, els canvis estructurals anormals i la destrucció de cèl·lules renals.[139] La pròxima vegada que prenguis paracetamol, recorda acompanyar-lo d'una mica d'all abans per protegir-te els ronyons.

73. REFREDATS
—

El refredat comú és una malaltia respiratòria causada per un virus. És molt contagiós i una persona pot infectar-se en tocar una superfície com el pom d'una porta, la barana d'una escala o l'aixeta del bany. Si el virus arriba a les mans i la persona es toca la boca o el nas, el virus acaba anant a la mucosa. Una altra manera segura d'introduir el virus en l'organisme és respirar l'aire a prop d'algú refredat que estigui tossint o esternudant. Hi ha molts virus diferents que ho causen. Llevat que el cos hagi lluitat abans contra el virus en concret, no tindrà els anticossos adequats per combatre'l quan entri a l'organisme. El sistema immunitari inicia un atac contra el nou virus i apareixen els temuts símptomes: mal de gola, secreció o congestió nasal, esternuts i tos. Hi ha multitud de medicaments sense recepta per al refredat i n'hi ha per a tots els símptomes possibles: antihistamínics, descongestionants, esprais nasals, antitussígens i pastilles per a la gola.

El rinovirus és l'agent víric infecciós més comú en l'ésser humà i la principal causa del refredat comú. L'extracte d'all fresc el destrueix, possiblement mitjançant la inhibició de la seva absorció en les cèl·lules de l'hoste.[140] L'all també reforça el sistema immunitari per proporcionar una millor protecció contra els virus invasors. En un estudi, els subjectes sans que van provar els efectes de l'all envellit en el sistema immunitari i els símptomes del refredat i la grip van acabar tenint un nombre més alt de cèl·lules immunitàries. Aquestes cèl·lules específiques ataquen i destrueixen les cèl·lules hostes infectades pel virus. A més, el grup que consumia all va acabar tenint menys refredats, que van durar menys temps i els símptomes dels quals van ser menys greus.[141] Quan es va estudiar un suplement d'all que contenia al·licina amb diferents subjectes, els participants van patir un nombre significativament menor de refredats durant el període de tractament, entre novembre i febrer, en comparació amb els que no van prendre all.[142] Així doncs, un remei casolà barat i eficaç per combatre aquests símptomes és incloure l'all en la dieta.

74. SÍNDROME DE FATIGA CRÒNICA

Aquesta síndrome es caracteritza per una fatiga extrema que no s'alleuja amb el repòs. S'acompanya de mals de cap, musculars i articulars, problemes de son, sensibilitat en els ganglis limfàtics o pèrdua de memòria. Es desconeix la causa de la fatiga crònica, però els desequilibris hormonals, algunes infeccions víriques o el deteriorament del sistema immunitari en poden ser factors desencadenants. És freqüent que els pacients restringeixin la seva activitat diària; les persones amb fatiga crònica solen sentir-se deprimides. Per alleujar-ne els símptomes, solen prendre's antidepressius, que ajuden a millorar l'estat d'ànim, el dolor i la qualitat del son.

L'all té una activitat antimicrobiana d'ampli espectre i pot protegir l'organisme d'una gran varietat d'infeccions que afecten la sensació d'energia. Els pacients amb síndrome de fatiga crònica pateixen una depressió anormal de les funcions del sistema immunitari. Això es pot atribuir en part a la presència de candidiasi intestinal crònica. El 83% dels pacients que es van sotmetre a un protocol per combatre la *Candida* per tractar-ne les infeccions relacionades van aconseguir una reducció dels seus símptomes de fatiga crònica, cosa que suggereix una forta correlació entre la malaltia i la candidiasi.[143] S'ha demostrat que l'all combat eficaçment la *Candida albicans*, el fong causant de la candidiasi. Causa estrès oxidatiu a diverses espècies del fong i mata aquestes cèl·lules.[144] Si et diagnostiquen fatiga crònica, consumir all cada dia pot eliminar el fong responsable de comprometre el sistema immunitari, i permet una millora de la seva funció i una sensació de més energia.

75. TOS

La tos és la reacció de l'organisme a la irritació de les vies respiratòries o un acte reflex per eliminar mucositats i cossos estranys dels pulmons i les vies respiratòries superiors. El fum, la pols, les al·lèrgies, l'asma, alguns medicaments, els broncoespasmes o un objecte inhalat poden provocar tos seca. La tos humida es produeix quan la mucositat drena des dels sins paranasals cap a la part posterior de la gola o puja per les vies respiratòries des dels pulmons. Les infeccions, els virus, les malalties pulmonars, el degoteig postnasal i el tabaquisme poden provocar tos humida induïda per mucositat. Molta gent sol comprar medicaments expectorants per acabar amb la congestió i supressors per intentar aturar la tos. Aquests medicaments poden crear addicció i provocar marejos, somnolència, nàusees i vòmits, fins i tot si se'n prenen les dosis recomanades.

L'all s'utilitza habitualment per alleujar la tos en la medicina alternativa.[145] S'ha demostrat que redueix la incidència i la gravetat dels símptomes del refredat, entre ells, la tos humida. Actua indirectament reforçant el sistema immunitari per eliminar els virus que produeixen el refredat i directament inactivant els mateixos virus. Un cop eliminada la font d'infecció, el cos deixa de produir mucositat i la necessitat de tossir disminueix. La pròxima vegada que la tos t'espatlli el dia o et mantingui despert tota la nit, prova de prendre xarop d'all per a la tos.

XAROP D'ALL PER A LA TOS
- 3 grans d'all triturats
- 1 vas d'aigua filtrada
- ¼ de vas de mel

1. Cou a foc lent l'all triturat en aigua durant vint minuts. Retira-ho del foc i cola-ho.
2. Incorpora la mel tot remenant-ho. Pren-ne 1 culleradeta quan sigui necessari. Guarda el xarop en un pot de vidre al rebost.

76. TRASTORN PREMENSTRUAL

—

Les dones en edat fèrtil solen experimentar dolor i calfreds just abans o durant els primers dies de la menstruació. El dolor pot ser de lleu a intens i es descriu com un dolor sord i punxant al baix ventre, els malucs, l'esquena i les cuixes. Sol durar de dotze a setanta-dues hores i, en alguns casos, pot impedir fer vida normal durant diversos dies. Es produeix quan els músculs de l'úter de la dona es contreuen amb massa força i exerceixen pressió sobre els vasos sanguinis propers. L'oxigen que arriba al teixit muscular de l'úter s'interromp temporalment i es produeix dolor. Els dolors menstruals primaris solen aparèixer en cada cicle i poden anar associats a altres símptomes, com nàusees, vòmits, diarrea i fatiga. Es diferencien dels dolors menstruals secundaris, que tenen una causa subjacent, com un trastorn reproductiu o una infecció.

L'objectiu principal del tractament és reduir el dolor i tractar-ne els símptomes. Per alleujar el dolor s'utilitzen analgèsics i anticonceptius hormonals.

També s'ha demostrat que l'all alleuja aquests símptomes. Dones dividides en dos grups van rebre en un estudi un suplement que contenia 150 mil·ligrams d'all i vitamines o una pastilla de placebo dues vegades al dia. Al cap de sis mesos, en el primer grup es va reduir la gravetat dels símptomes associats a la síndrome premenstrual, inclosos els dolors menstruals i el dolor mamari.[146] Seria útil que les dones que el pateixen consumissin all cada dia per reduir-ne els símptomes i millorar la seva qualitat de vida.

77. ÚLCERES ESTOMACALS
—

Les úlceres són orificis en el revestiment protector de l'estómac, l'intestí prim i l'esòfag. Les estomacals poden causar dolor d'estómac, inflor, ardor d'estómac, nàusees i intolerància als aliments grassos. Es creu que la causa principal és la infecció per *H. pylori*. L'ús excessiu d'analgèsics, el tabaquisme, l'estrès i el consum excessiu d'alcohol són altres factors que contribueixen a aquesta malaltia. Si hi ha presència d'*H. pylori*, el tractament consisteix en un cicle d'antibiòtics per eliminar-ne els bacteris. Sovint es prescriuen medicaments per neutralitzar, bloquejar o reduir la producció d'àcid estomacal. És imprescindible reduir considerablement, o suspendre'l, el consum d'analgèsics, cigarrets i alcohol.

El potencial antibiòtic d'ampli espectre de l'all el fa útil com a agent terapèutic per resoldre les úlceres d'estómac causades per *H. pylori*. Els resultats mostren que l'oli d'all sense diluir, l'all en pols, l'al·licina i el trisulfur de dial·lil (tots dos presents en l'all) són capaços de destruir l'*H. pylori* en la dosi adequada.[147] Fins i tot algunes soques d'*H. pylori* resistents als antibiòtics són sensibles a l'all.[148] Un dels tractaments farmacològics convencionals per a les úlceres d'estómac és l'omeprazole, un inhibidor de la bomba de protons. El consum d'all juntament amb aquest medicament va mostrar-ne un efecte potenciador.[149] Això porta a una resolució més ràpida de les infeccions per *H. pylori* i, per tant, a un tractament més curt. L'extracte d'all envellit també es pot comparar a l'omeprazole en la protecció dels teixits estomacals enfront dels canvis generats per la formació d'úlceres.[150]

78. ULLS DE POLL
—

Un ull de poll és una protuberància localitzada, endurida i envoltada de pell inflamada més tova que fa mal en pressionar-la o tocar-la. Solen aparèixer a la part superior i lateral dels dits, o fins i tot entre ells. Surten per la pressió de l'os o la fricció contra la pell. El primer pas per evitar els dolorosos i antiestètics ulls de poll és eliminar la font de pressió. Això pot significar tan sols canviar de calçat i posar-nos-en un altre que s'ajusti millor als peus. Les sabates massa folgades poden causar fricció pel lliscament repetit, mentre que les que constrenyen en excés poden comprimir el peu. Fes servir mitjons per reduir la fricció i considera la possibilitat d'utilitzar coixinets adhesius per protegir l'ull de poll i alleujar, així, la pressió sobre la zona. També hi ha benes amb àcid salicílic per estovar la pell morta, però també poden danyar la pell sana. Si no hi ha problemes de salut subjacents, els ulls de polls es poden eliminar gradualment a casa. Submergeix la zona afectada en aigua calenta fins que l'ull de poll s'estovi i, a continuació, ves eliminant amb cura les capes superiors de pell, les que es desprenguin amb facilitat. Tingues cura de no treure massa pell, ja que resultarà dolorós i deixarà al descobert clivelles que poden comportar una infecció.

Una forma no agressiva d'eliminar els ulls de poll és aplicar all directament sobre la zona. Quan es formen durícies a la pell, el cos respon enviant fibrina, una proteïna, a la zona per iniciar la cicatrització de la ferida. Les molècules de fibrina són com llargs fils que s'entrellacen i formen una malla sobre l'ull de poll. L'all desintegra aquest teixit de fibrina i separa la durícia de la pell.[151]

Per eliminar un ull de poll, talla un gra d'all i refrega-te'l perquè el suc cobreixi la zona. A continuació, subjecta l'all a l'ull de poll amb una bena. És més còmode fer-ho abans d'anar a dormir. Al matí, llença l'all i renta't el peu. Repeteix-ho cada nit. Al cap d'una setmana, l'ull de poll hauria d'haver desaparegut; en última instància, per descomptat, depèn de la mida de la protuberància. Els més grans, amb teixit més endurit, trigaran més a esvair-se.

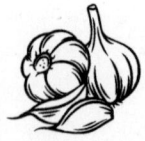

CAPÍTOL 3

COMBAT LES PLAGUES

—

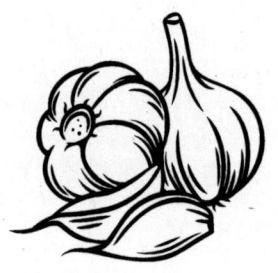

79. ARANYA ROJA
—

Hi ha moltes espècies d'àcars aranya i són molt destructives, tant per a les plantes d'interior com per a les d'exterior. Una de les més comunes és l'aranya roja comuna. Aquest aràcnid és diminut, només fa mig mil·límetre. Viu en colònies i pot infestar més de dues-centes espècies de plantes, inclosos arbres, plantes ornamentals i hortalisses. Els seus ous sobreviuen durant l'hivern entre la vegetació. Quan pugen les temperatures, es desclouen i el nombre d'àcars pot disparar-se exponencialment en qüestió de setmanes. S'alimenten de les plantes penetrant en el teixit vegetal amb la seva boca punxant en forma d'agulla. El dany produeix taques grogues o blanques per totes les fulles, que s'acaben tornant grogues o caient. Les flors prenen un color marronós i es marceixen. Les infestacions greus o prolongades d'àcar aranya maten la planta.

Per controlar les poblacions, es pot ruixar les plantes amb aigua per desallotjar alguns dels àcars. No obstant això, aquest procés només n'elimina una part, ja que poden reaparèixer ràpidament. Una altra opció és introduir altres insectes perquè se n'alimentin. Això és eficaç en les condicions adequades, però el resultat final és difícil de predir. Els insecticides acaben amb les aranyes vermelles, però molts d'ells afecten la planta, altres poblacions d'insectes o la vegetació circumdant. Utilitza els insecticides amb criteri i considera alternatives ecològiques o de baix impacte.

L'all repel·leix de manera natural l'aranya roja, que infesta les maduixes i pot arrasar collites senceres. L'all usat amb plantes de maduixot va reduir en un 52% el nombre d'aranyes roges en aquestes plantes. El nombre d'ous a les plantes va ser un 64% inferior al de les plantes sense tractament. Com més fileres d'all s'intercalen entre les maduixes, més gran és l'efecte.[152] Considera la possibilitat de plantar all al jardí o d'escampar-lo pel voltant de casa si l'àcar aranya és un motiu de preocupació.

80. ARANYES

Hi ha desenes de milers d'espècies d'aranyes arreu del món. La majoria, però, són inofensives per als humans i ens presten un valuós servei: es mengen altres insectes que es poden trobar a la llar, com tisoretes, cuques, mosquits, mosques o formigues.

Malgrat la seva utilitat, no és bo tenir massa aranyes a casa. Les femelles ponen ous en un sac o capoll i els adhereixen a la seva tela o els transporten. Una femella pot pondre centenars d'ous, així que quan es desclouen és probable que es produeixi una infestació a l'interior de la casa. Una aranya amagada en un racó fosc o unes poques ocultes a la vista estan bé, però, quan són molt visibles, és hora de desfer-se'n.

Passa l'aspiradora regularment per eliminar les teranyines i els sacs d'ous. Procura que no entrin a casa altres insectes perquè les aranyes no tinguin res per menjar. Fes de casa teva un hàbitat menys desitjable per a elles eliminant el desordre i deshumidificant les zones humides, com els soterranis. Finalment, col·loca repel·lents per tota la casa per foragitar-les.

A les aranyes no els agrada l'olor d'all. Ruixa aigua d'all (vegeu la pàgina 131) on hagis vist aranyes o teranyines. Presta atenció a portes i finestres, que són zones potencials d'entrada; no voldràs que entrin més després d'haver-te desfet de les que tenies. Pots afegir unes gotes d'oli essencial de menta a l'aigua amb all. La menta també repel·leix les aranyes i la seva aroma pot ajudar a emmascarar l'olor de l'all.

81. ESTORNELLS

El 1890 es van deixar anar seixanta estornells europeus al Central Park de Nova York, i quaranta més l'any següent. Des d'aleshores, la població d'aquestes aus a l'Amèrica del Nord s'ha disparat fins a superar els dos-cents milions.

Aquestes aus viatgen i s'alimenten en bandades, per la qual cosa quan descendeixen sobre un camp poden causar molts danys. Són una plaga important per als agricultors i consumeixen tant fruits silvestres com cultivats i llavors. Fins i tot arriben a arrencar grans germinats per menjar-se'n les llavors. El bestiar també se'n veu afectat. Els estornells esgoten les racions del bestiar quan mengen, de manera selectiva, els suplements rics en proteïnes que s'afegeixen als pinsos. Els animals no tenen nutrients i no prosperen, cosa que obliga el ramader a comprar suplements i pinsos més cars.

Un mètode no gaire agressiu per dissuadir les poblacions d'estornells és utilitzar oli d'all. Després d'una nit de privació d'aliments, es va donar als estornells l'opció de menjar grànuls impregnats d'oli d'all o passar fam. Van reduir-ne significativament el consum, entre un 61% i un 65%.[153] L'oli d'all repel·leix aquestes aus, per la qual cosa col·locar alguns grànuls d'oli d'all estratègicament al voltant dels camps de cultiu i les soques pot ser suficient per allunyar els estornells en la seva recerca d'aliments.

82. FORMIGUES

—

Hi ha bilions de formigues a tot el món, per la qual cosa no és estrany que te'n trobis al jardí o fins i tot dins de casa. Aquests insectes socials viuen en grans grups, així que, si en veus unes quantes rondant al voltant d'algunes plantes del jardí o caminant per terra de camí al rebost, presta-hi especial atenció. Si se les deixa seguir el seu camí, arribaran a borbolls i se sentiran com a casa.

No hi ha cap raó per la qual sigui beneficiós tenir formigues a casa, però al jardí són útils per airejar la terra de les plantes i controlar algunes poblacions d'altres insectes. També serveixen d'aliment per a llangardaixos, ocells, aranyes i altres insectes. Però aquí acaba la seva utilitat. Les formigues poden causar estralls al jardí i es mengen gairebé qualsevol fruita, verdura o planta. Per empitjorar les coses, protegeixen els insectes que produeixen melassa (una substància dolça i enganxosa) i s'alimenten de les plantes, permetent que aquests insectes prosperin i delmin potencialment les parts favorites del teu jardí.

Les olors fortes repel·leixen les formigues. Col·locar alls a les zones de la casa on s'han vist formigues garantirà que no tornin. Para especial atenció als punts d'entrada i assegura't de col·locar grans d'all pelats i tallats en rodanxes gruixudes en aquests llocs. Quan s'hagin assecat, els pots treure i substituir per all fresc, si cal.

Al jardí, pots ruixar les colònies de formigues amb una barreja d'all i aigua. Per crear l'esprai, fes un puré amb uns grans d'all amb aigua i posa'l en una ampolla polvoritzadora. Aquesta barreja també es pot ruixar en el camí de les formigues per alterar les feromones que deixen per seguir la seva ruta. Es confondran i no trobaran el camí de tornada.

83. *HAEMONCHUS CONTORTUS* (EN ANIMALS)

—

Aquest cuc és un paràsit hematòfag que infesta ovelles i cabres. És un problema mundial, però tendeix a ser més freqüent en regions temperades i subtropicals, sobretot quan les condicions són càlides i humides. Les larves del cuc són ingerides per les ovelles i les cabres durant el pasturatge i se'ls introdueixen a l'estómac. Allà es converteixen en adults i s'alimenten de sang. Si la infestació és gran, els animals poden morir dessagnats.

Naturalment, els ramaders volen evitar les plagues, però mantenir baixa la població d'aquests cucs és tot un repte: les femelles poden pondre fins a deu mil ous al dia. Aquests ous són excretats a les femtes del seu hoste. Es desclouen en larves i estan llestos perquè un altre animal desprevingut els consumeixi. Els signes d'infestació inclouen diarrea, letargia, anèmia, retard del creixement, edema, deshidratació i pèrdua de producció de llet en mares lactants.

S'utilitzen fàrmacs antiparasitaris per intentar controlar aquestes infestacions, però tenen poca eficàcia perquè els cucs hi són resistents. A les zones on aquest paràsit és comú, els propietaris d'ovelles i cabres poden alimentar el seu bestiar amb all com a part de les seves pràctiques de gestió diàries. En un estudi amb jerbus —un tipus de rosegador— infectats amb l'*Haemonchus contortus*, es va administrar all per via oral a aquests animals. En conseqüència, es va reduir la càrrega parasitària en els animals en un 68,7%. Quan es va combinar amb calèndula mexicana, es va eliminar el 87,5% dels cucs.[154] La forta activitat larvicida de l'all contra el paràsit suggereix que la seva addició a l'alimentació dels animals de risc hauria d'evitar que aquest tipus de cucs prosperi en els seus hostes.

84. MOSQUITS
—

Els mosquits formen plagues resistents des de fa milions d'anys. És difícil desfer-se'n i encara més evitar-los a l'exterior. Les femelles piquen els humans per tal d'utilitzar la seva sang per desenvolupar els seus ous. En fer-ho, injecten saliva a la pell, cosa que pot provocar una resposta del sistema immunitari. El resultat són petites taques vermelles en algunes persones o una mena de rodanxes vermelles, inflades i amb picor en d'altres. Els mosquits poden ensumar les seves preses fins a cinquanta metres de distància i se senten atrets pel diòxid de carboni, el moviment, les substàncies químiques de la suor i la calor. Que et piqui un mosquit pot no semblar un gran problema, però aquests molestos insectes poden transmetre malalties com el virus del Nil occidental, el virus del Zika, la malària i la febre groga. Per evitar les picades, moltes persones utilitzen repel·lents químics en esprai o locions d'ús tòpic. Per evitar l'aplicació directa sobre la pell, algunes persones fan servir tires de paper amb repel·lent químic que es porten damunt del cos o es col·loquen a prop seu a l'aire lliure.

Són molts els qui volen evitar els repel·lents químics i recorren a productes naturals com a alternativa. L'all espanta diverses espècies de mosquits coneguts per transmetre malalties com el virus del Nil occidental, l'encefalitis i el dengue.

En un estudi es van utilitzar esquers de sucre amb oli d'all microencapsulat o oli d'all microencapsulat més una solució d'àcid bòric a l'1% per atreure dos tipus de mosquits coneguts per ser portadors del virus del Nil occidental o induir encefalitis —o ambdues coses—, una infecció que causa inflamació del cervell. Al cap de dos dies, la taxa de mortalitat de les dues espècies de mosquits que s'alimentaven dels esquers de sucre amb oli d'all era del 86% i del

91%, mentre que la dels esquers amb oli d'all i àcid bòric era del 91% i del 99%.[155]

Un altre estudi amb esquers microencapsulats d'all i oli corrobora l'eficàcia de l'all, aquesta vegada contra el mosquit tigre asiàtic, conegut portador del dengue. Es va ruixar el perímetre de diversos jardins freqüentats per un elevat nombre d'aquests mosquits amb l'esquer d'oli d'all. La població de mosquits es va veure minvada al cap d'uns quatre dies i després va continuar disminuint. Després de vint-i-sis dies, només quedava el 15% de la població original de mosquits.[156] Per tant, l'all pot utilitzar-se amb seguretat per reduir el nombre de mosquits i el risc d'infecció i malaltia.

85. OÏDI
—

Aquesta malaltia fúngica és comuna a les plantes de jardí d'exterior i sol aparèixer durant la temporada de creixement. Ataca les fulles joves i les cobreix amb una pols blanca o grisa, normalment a la superfície superior. Les fulles s'enrotllen cap a dins i es poden tornar marrons i caure de la planta. Els capolls sense obrir coberts d'oïdi pateixen de creixement atrofiat i no arriben a obrir-se. Les espores del fong poden passar l'hivern a les plantes o a terra i transferir-se d'una planta a una altra pel vent, els insectes o l'aigua. No només les plantes amb flors, sinó també varietats d'hortalisses, com tomàquets, mongetes i carbasses, són susceptibles de contreure aquest fong. Es poden utilitzar fungicides per tractar-lo. Si la planta és a l'interior, es pot utilitzar pols de sofre i col·locar-lo sobre les fulles. Això canvia el pH de les fulles i inhibeix el creixement de l'oïdi.

En lloc d'utilitzar productes químics tòxics, pots fer servir un polvoritzador d'all per aturar el creixement i la propagació de l'oïdi. La solució implica ruixar directament sobre les fulles de les plantes infectades. També s'ha de ruixar la terra que hi ha al voltant de la base de les plantes. Així s'evita que les espores viables del fong esquitxin la planta quan plogui. Tant l'all com l'oli de nim (l'*Azadirachta indica*) tenen propietats fungicides i eliminaran ràpidament l'oïdi. El detergent per a vaixella actua com a emulsionant per mantenir el producte ben barrejat, tot i que es recomana agitar ràpidament l'ampolleta abans d'usar-lo.

ESPRAI D'ALL FUNGICIDA

- 1 litre de repel·lent d'aigua d'all (vegeu la pàgina 131)
- 1 culleradeta d'oli de nim
- 1 raig de detergent per a vaixella

Barreja l'aigua d'all, l'oli de nim i el detergent per a vaixella en una ampolleta amb polvoritzador. Agita'l i fes-lo servir.

86. PAPARRES

Aquests paràsits s'alimenten de la sang d'altres animals i la seva picada pot transmetre malalties. Hi ha més de 900 espècies de paparres a tot el món. La paparra de potes negres ha rebut molta atenció pel seu paper en la transmissió de la malaltia de Lyme. Es tracta d'una paparra petita, d'aproximadament 3 mm, i el seu color pot variar del marró vermellós al gris blavós. Es mimetitza amb l'entorn i sol passar desapercebuda. Quan sent que s'acosta un hoste, s'enfila als arbustos, l'herba o els arbres i s'hi agafa quan és a prop.

S'arrossega per l'hoste fins que troba un bon lloc per alimentar-se i incrusta profundament les seves peces bucals a la pell; allà roman durant dies, alimentant-se de sang. Com que les seves picades són indolores, la majoria de la gent no s'adona que la té. Després de passejar pel bosc o caminar entre herba alta, revisa't bé a la recerca de paparres. No t'oblidis dels animals domèstics, als quals les paparres també adoren.

Si procures eliminar les paparres de la teva propietat, reduiràs en gran manera les possibilitats que te'n piqui una. Tot i que la majoria de les picades no són greus, algunes paparres són portadores de malalties que transmeten a persones i animals. A més, la ferida creada per la picada es pot infectar. Mantenir la gespa tallada i els patis i jardins sense runes o restes d'un altre tipus limita les zones on habiten les paparres. Polvoritzar pesticides al voltant del perímetre de la propietat també és un bon mètode per mantenir-les allunyades. Encara que pugui ser eficaç, els pesticides causen danys a altres formes de vida, tant a la superfície com per sota del sòl. L'all utilitzat com a aerosol natural pot repel·lir les paparres i no danyar altres formes de vida silvestre ni el medi ambient. En un estudi a l'estat de Connecticut (els Estats Units) es va utilitzar durant tres anys un polvoritzador de suc d'all per determinar la seva capacitat de controlar la població de la paparra de potes negres en les seves primeres fases de vida. De jove, la paparra té més probabilitats de passar desapercebuda i transmetre la malaltia de Lyme pel fet que és més petita. Es va observar una reducció de fins al 59% del nombre de paparres durant el període posterior a la polvorització. Va ser necessari repetir diverses aplicacions, però tot indica que l'all es pot utilitzar per reduir el nombre de paparres a casa i al jardí.[157]

87. SARNA VEGETAL

El fong de les plantes conegut com a sarna pot afectar fruites, hortalisses i plantes ornamentals amb flor. Pot semblar un creixement excessiu de teixit a les fulles, tiges, tubercles i fruits, semblant a una crosta que cobreix una ferida. Les lesions resultants formen taques a la superfície de les fulles i a la polpa dels fruits. A mesura que la infecció prospera, les fulles es foraden, es corben i cauen prematurament. Els fruits es podreixen per complet, cosa que n'inhibeix el creixement i els fa incomestibles. Aquesta infecció es pot introduir en un camp de cultiu mitjançant la sembra de llavors infectades o a través d'espores transportades pel vent, l'aigua o els mateixos treballadors del camp. Un cop la sarna és present, pot sobreviure a l'hivern i ser difícil d'eliminar. Pot aparèixer temporada rere temporada si no s'hi posa remei. Hi ha diversos fungicides comercials per combatre-la.

Les polvoritzacions regulars amb all durant la temporada de creixement poden evitar que la sarna destrueixi plantes i fruits.[158] Utilitzant la recepta d'aigua d'all (vegeu la pàgina 131) o la que combat els fongs (vegeu la secció anterior), es pot matar el fong responsable de la infecció. Aquest mètode evita l'ús de productes químics nocius que poden afectar altres plantes, insectes beneficiosos, animals domèstics i fins i tot nens.

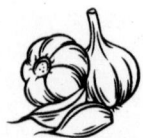

88. SERPS

Les serps són una part important de l'ecosistema, ja que mantenen a ratlla ratolins, ocells, granotes, insectes, larves i altres plagues. Per desgràcia, molta gent els té aversió, encara que la majoria no suposi una amenaça. La majoria de les serps no són verinoses i eviten les trobades amb els humans, però és important conèixer les nocives que viuen a la teva zona. Una trobada accidental pot provocar una mossegada dolorosa, que pot derivar en una infecció secundària. Fins i tot pot posar en perill la vida, sobretot si la pateixen nens i animals domèstics.

Mantenir les serps allunyades del jardí i de la casa és una preocupació per a molts. A les serps els agrada amagar-se a l'herba alta, els munts de llenya i entre la vegetació. Si s'hi posa remei, les serps es veuran obligades a desplaçar-se. Assegura't de segellar totes les obertures de casa, el garatge i les dependències, perquè les serps saben trobar-les i es traslladen a l'interior a la recerca de menjar o per nidificar. Si una serp s'instal·la a casa o al jardí, es pot trucar a un expert perquè la tregui de manera segura i respectuosa. També hi ha trampes per a serps que es poden utilitzar en interiors. Un cop capturada, cal traslladar-la a un altre hàbitat adequat.

Per evitar aquest problema, pots utilitzar all per dissuadir les serps d'entrar a la teva propietat. Barreja en quantitats iguals all triturat i sal gemma. Posa una mica d'aquesta pasta al voltant de les zones on nidifiquen. Polvoritzar aigua d'all (vegeu la pàgina 131) al voltant de finestres, portes, espais d'accés o al mateix perímetre de la casa i la propietat també hauria de repel·lir les serps i obligar-les a trobar hàbitats més agradables. Si plou, assegura't de tornar a aplicar la pasta o l'esprai.

POTENCIA LA TEVA SALUT

BENESTAR

PLAGUES

USOS EXTRAORDINARIS

89. TALPS

Els talps són mamífers subterranis que solen alimentar-se d'insectes, cucs i altres artròpodes que viuen a terra. Les plantes i llavors constitueixen només un petit percentatge de la seva dieta, però els talps igualment són molt perjudicials per a la gespa i els jardins a causa dels túnels que excaven.

Alguns dels túnels són poc profunds i semblen tubs que discorren just per sota de l'herba. No obstant això, poden causar grans danys molt ràpidament, ja que els excaven a una velocitat d'uns sis metres per hora. També poden aparèixer monticles de terra amb aparença de petits volcans. Són bons indicadors dels llocs on s'alimenten els talps. Altres túnels són una mica més profunds, a uns 25 centímetres de la superfície, i serveixen de via principal per la qual viatgen des dels seus caus subterranis fins a les seves zones d'alimentació a prop de la superfície.

Els repel·lents típics són aparells de vibracions sòniques, ultrasòniques i electròniques. Poden funcionar, però són cars i requereixen manteniment. També s'utilitzen repel·lents químics, però també tenen inconvenients. Poden no ser segurs per als animals domèstics, els infants, la fauna silvestre o altres plantes. Atrapar i reubicar els talps és una manera eficaç d'eliminar-los d'una zona. Sovint es requereix l'ajut d'un professional que pugui atrapar i traslladar el talp a un lloc on pugui prosperar sense convertir-se en una plaga per a un altre propietari.

Un mètode barat per dissuadir els talps d'envair les zones de gespa i jardins és utilitzar all. Els talps tenen un olfacte molt desenvolupat, per la qual cosa les olors fortes, com la de l'all, els resulten molestes. Abandonaran la zona per evitar-ne l'olor. Es poden introduir grans d'all sencers pelats o triturats als túnels i monticles. Els talps abandonaran aquests túnels i en construiran de nous, si és possible lluny. Si continuen excavant a la zona, continua fent-ho fins que n'hagin marxat. Ruixar amb aigua d'all el terra dels seus llocs d'alimentació també els animarà a marxar.

REPEL·LENT D'AIGUA D'ALL
- 3,5 L d'aigua
- 5 o 6 grans d'all picats

1. Bull l'aigua. Apaga el foc i afegeix-hi els grans d'all.
2. Deixa que l'all infusioni durant uns 20 minuts.
3 Retira-ho del foc i treu l'all picat de l'aigua. Passa l'aigua a una ampolla polvoritzadora. Ruixa la terra dels monticles i les obertures dels túnels amb aquesta aigua.

90. TENEBRIÒNIDS
—

Els tenebriònids són carronyaires i descomponedors. Això pot semblar una cosa bona per al jardí. Descomponen restes orgàniques, com plantes mortes i fusta podrida. Però també s'alimenten de plantes vives i ataquen les verdures, fruites, llavors i flors. La fase larvària dels tenebriònids és el cuc de la farina. També poden ser una plaga i és freqüent trobar-los al jardí menjant plantes joves o en grans emmagatzemats, com cereals i farina.

Tenint en compte que hi ha milers d'espècies diferents de tenebriònids i que són per tot arreu, és probable que els trobis al jardí de casa teva. Depenent de l'espècie, els adults viuen de diversos mesos a deu anys i les femelles ponen de centenars a milers d'ous al llarg de la seva vida. Això és molt potencial destructiu.

L'all és tòxic en totes les fases del cicle de vida del tenebriònid. En un estudi es va aplicar oli essencial d'all per via tòpica a larves, nimfes i insectes adults. Va ser més nociu per a les larves, seguides de les nimfes i els insectes adults. Els símptomes d'intoxicació, lesions i mort es van produir entre vint i quaranta hores després de l'exposició.[159] L'oli essencial d'all també es pot utilitzar com a repel·lent. Es va aconseguir foragitar el 90% de les larves després de dotze hores d'exposició.[160] Sembla que l'oli essencial d'all pot servir com a agent de control eficaç per als cucs de la farina i els tenebriònids.

AEROSOL ANTIPARASITARI
- 1 culleradeta d'oli essencial d'all
- ¼ de vas de sabó de Castella (sabó de sosa)
- 900 mL d'aigua

1. Barreja tots els ingredients en una ampolla polvoritzadora.
2. Polvoritza directament sobre els cucs de la farina i els tenebriònids.

91. TÈNIA
—

La tènia és un paràsit intestinal que infecta animals i humans. Ingerir aliments o aigua contaminats que continguin els seus ous microscòpics o entrar en contacte amb terra infestada i tocar-se la boca és una manera segura de contreure-la. Si se n'ingereixen els ous, aquests es converteixen en larves a l'intestí i després es desplacen a altres teixits, normalment el fetge i els pulmons, i es converteixen en quists. Les tènies poden fer fins a quinze metres de llarg i viure més de vint anys. Moltes persones amb infeccions intestinals no en presenten símptomes. D'altres experimenten nàusees, diarrea, debilitat, pèrdua de pes i dolor abdominal. Si els quists s'han desenvolupat en altres òrgans del cos, la persona pot presentar febre, bonys quístics o reaccions al·lèrgiques. Fins i tot s'han donat casos de convulsions amb infeccions greus. Un cop diagnosticada, es recepten medicaments orals per matar les tènies adultes. Si s'han format quists, pot ser necessari drenar-los o extirpar-los mitjançant cirurgia.

El vessament de larves vives durant l'extirpació quirúrgica dels quists de tènia és una de les principals causes de reaparició. Per evitar-ho, quan s'extirpen quirúrgicament els quists, els metges solen injectar medicació per destruir-ne les larves. Però, actualment, no hi ha cap medicament per als quists de tènia que sigui alhora segur i eficaç. S'ha descobert que les flors d'all maten les larves dels quists i poden utilitzar-se per aturar-ne el creixement i prevenir la reinfecció durant la cirurgia. En un estudi es van exposar larves de quists trobats al fetge d'ovelles a diferents concentracions de flors d'all. Després de deu minuts d'exposició a la concentració més alta, el 67% de les larves van morir i, després de 180 minuts, va fer-ho el 98%.[161] L'extracte de flors d'all sembla ser un potent destructor de larves de tènia i pot utilitzar-se per reduir en gran manera el risc de recurrència en els éssers humans sotmesos a cirurgia d'extirpació de quists de tènia.

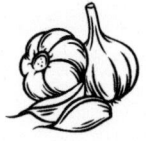

CAPÍTOL 4

ALTRES USOS EXTRAORDINARIS

—

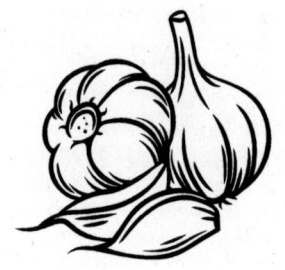

92. AFRODISÍAC

—

El terme *afrodisíac* té el seu origen en Afrodita, la deessa grega de l'amor. Al llarg dels segles, s'han utilitzat productes vegetals i animals per augmentar el desig sexual i, alhora, millorar el rendiment i el plaer en aquest terreny. Els afrodisíacs naturals inherents a la nostra constitució física són les feromones, substàncies químiques que produeix el cos i l'aroma de les quals atrau inconscientment altres persones desencadenant respostes fisiològiques i de comportament. Es poden complementar amb aliments i altres agents per augmentar el desig i l'atracció.

Es diu que l'all és un potent afrodisíac i, de fet, s'ha utilitzat durant segles per augmentar la libido. Ara bé, ambdues persones l'han de prendre: l'all deixa una forta olor en l'alè, però és molt menys perceptible si l'alè de l'altra persona també fa olor d'all. Perquè la situació sigui més agradable, consumeix fulles de menta, enciam cru o pomes crues[162] després de prendre all per neutralitzar els compostos causants de l'olor.

Potser la fama de l'all es deu a un efecte més fisiològic. Els homes amb ateroesclerosi tenen plaques que obstrueixen les artèries. Això redueix el flux sanguini, inclòs el que arriba al penis, i debilita les ereccions. Els homes que van consumir altes dosis d'all en pols van reduir el volum de la seva placa fins a un 18%.[163] En conseqüència, la sang flueix millor a les zones on es necessita. La hipertensió arterial també afecta la qualitat de les ereccions. Altera l'elasticitat dels vasos sanguinis, de manera que la sang entra en el penis més a poc a poc i en surt més de pressa de l'habitual. L'all pot ajudar a reduir tant la pressió arterial sistòlica com la diastòlica.[164]

93. COLA

Les coles s'utilitzen des de fa milers d'anys: s'han trobat en productes antics, des de mobles de fusta egipcis fins a terres de rajoles romans i grecs. Les coles antigues derivaven de compostos orgànics amb propietats enganxoses capaces de mantenir unides les superfícies. Les primeres coles es fabricaven amb col·lagen extret de la pell, els ossos i altres teixits connectius. Més tard, es van descobrir altres proteïnes animals enganxoses, com la caseïna de la llet i l'albúmina de la sang. Les plantes també tenen compostos adhesius. L'agar, l'algina i la goma aràbiga són algunes de les substàncies extretes de les plantes que s'han utilitzat per fabricar cola. Fa segles, els pintors italians utilitzaven l'all com a agent adhesiu en les seves pintures murals i de cavallet.[165] Avui dia, la cola s'utilitza en innombrables aplicacions i fins i tot ha trobat un lloc en el món de la medicina, substituint els punts de sutura per tancar ferides.

La cola es pot trobar amb facilitat i és relativament barata, però els pegats que més es fan servir a casa solen ser a base de petroli o dissolvents, amb un reguitzell de substàncies químiques nocives entre els seus ingredients que poden causar irritació cutània i respiratòria. Per evitar aquests problemes, es pot fabricar un simple pegat d'all triturant un gra d'all i utilitzant-ne el suc. Funciona de meravella en paper, així que, si un sobre vell ha perdut la goma, posa-hi suc d'all per segellar-lo. Els infants es poden beneficiar especialment de l'ús d'aquesta cola ecològica en els seus projectes artístics. Els pares poden deixar-los treballar lliurement sense por de reaccions adverses per toxines nocives.

94. CORONES DE FLORS

Les corones de flors al llarg de la història donen una idea de la cultura i la tradició de cada època. Grecs i romans feien corones en forma d'anell amb branquetes, fruites, flors i fulles. Les duien al cap i representaven estatus, ocupació, rang o altres triomfs. Avui dia, les diademes de llorer es lliuren als estudiants que es graduen arreu del món per representar el seu èxit acadèmic. També ocupen un lloc destacat en la història cristiana. Les corones d'Advent, fetes amb branques de fulla perennc i quatre espelmes, recorden els fidels que havien de commemorar el naixement de Jesús i preparar-se per al seu eventual retorn. Penjar corones nadalenques s'ha convertit en una tradició en moltes llars. Tot i que la majoria continua utilitzant branques fresques de fulla perenne, els dissenys de les corones s'han tornat més elaborats i acolorits. Avui dia, l'exhibició de corones és habitual en moltes ocasions especials i es poden col·locar a qualsevol lloc de la casa. Es fan amb fullatge natural o artificial, teles, fruites, flors o baies, i qualsevol altra cosa que es pugui trobar en una botiga de manualitats. Algunes són petites i s'utilitzen com a canelobres, mentre que d'altres són grosses i es pengen a la xemeneia. Poden ser elegants o antiquades, informals o formals. Sigui quin sigui l'estil, les corones de flors són una decoració popular que encaixa en qualsevol ocasió.

Els elements naturals d'una corona transmeten una sensació fresca, orgànica i casolana. L'all es pot col·locar en corones per afegir-hi llum, forma i textura, i equilibrar l'ús d'elements artificials. També es pot utilitzar per crear una corona totalment d'all.

GARLANDA SENZILLA D'ALLS
- Anella de filferro de 30 cm
- Diari
- Filferro
- Bulbs d'all

1. Arruga el diari i embolica'l al voltant de l'anella de filferro fins a cobrir-la del tot.
2. Assegura el paper al seu lloc repetint el procés amb el filferro. Assegura't de retorçar els dos extrems del filferro quan s'ajuntin perquè es mantingui a lloc.
3. A continuació, perfora el centre de tres cabeces d'all amb un filferro. Deixa uns centímetres de filferro en ambdós extrems. Col·loca els bulbs al voltant de la corona de filferro i enrotlla bé els extrems del filferro per darrere per evitar que es vegin.
4. Repeteix aquest procés fins que el cercle complet de la corona estigui guarnit amb bulbs d'all. Intenta col·locar els bulbs més petits a l'interior i els més grossos a l'exterior. Així aconseguiràs un aspecte més uniforme.
5. Nota: Al principi, aquesta corona tindrà una forta olor d'all, però desapareixerà amb el temps. Per evitar-ho, utilitza cola en lloc de filferro per fixar els bulbs.

95. DECORACIONS FESTIVES
—

Les vacances i festes són, en qualsevol moment de l'any, un moment de celebració, de reunió amb la família i els amics. Cadascú té les seves pròpies decoracions temàtiques amb combinacions de colors úniques, com el vermell i el verd per a Nadal i el taronja i el negre per a Halloween. Pot ser una alenada d'aire fresc tenir decoracions noves per posar en lloc de les mateixes any rere any, sobretot si són casolanes i úniques. Els bulbs d'all són el punt de partida perfecte per crear bonics i divertits complements.

Per Sant Valentí, pinta dos bulbs d'all sencers de vermell. Posa-hi uns ulls que sobresurtin a cadascun, dibuixa unes pestanyes en un i uns somriures a tots dos. Col·loca aquesta bonica parella sobre una taula on es puguin veure fàcilment. Es poden fer decoracions similars per a altres celebracions. Per Nadal, fes cares de follets amb bulbs d'all, pintura i retoladors. Sigues creatiu i afegeix-hi gorres o orelles de feltre en forma de con. Per a Halloween, els bulbs poden pintar-se de taronja i la punta de la tija de verd. Utilitza un retolador negre per dibuixar una cara a la petita carbassa d'all. Aquests guarniments només es poden utilitzar l'any en què s'elaboren i no s'han de guardar per al següent. Caldrà fer-ne de nous, però això és part de la diversió!

96. ESPRAI DESINFECTANT
—

Hi ha una gran quantitat de productes que es promocionen com a agents de neteja per destruir gèrmens i fer brillar taulells de cuina, aigüeres i finestres. Deixant de banda les afirmacions mil·lenàries, no és estrany que molts dels productes que contenen siguin compostos tòxics que malmetin la salut i el medi ambient. Alguns porten carcinògens coneguts, formaldehid i altres compostos altament tòxics que causen danys reproductius, neurotòxics i respiratoris. Aquestes substàncies químiques poden acumular-se en el nostre organisme amb el temps i desencadenar malalties. Quan les instruccions inclouen l'ús d'ulleres i guants de seguretat i afirmen que la inhalació podria ser perjudicial o mortal, l'ideal és evitar-los. Només el 7% dels productes de neteja enumeren tots els seus ingredients; fins i tot els que diuen ser naturals o ecològics poden ser tòxics.

Pots preparar a casa un senzill esprai desinfectant gens tòxic amb una breu llista d'ingredients d'ús comú. És segur per a tu, la teva família, les teves mascotes i el medi ambient. Aquesta solució destruirà els gèrmens i eliminarà la brutícia i els residus de les superfícies. Es pot utilitzar en taules de tallar, taulells de cuina (però no de marbre o granit), finestres, aigüeres, microones, rajoles i acer inoxidable.

ESPRAI DESINFECTANT
- 1 got d'aigua
- 1 got de vinagre de sidra de poma
- 6 grans d'all picats
- 20 gotes d'oli essencial de taronja silvestre, eucaliptus o lavanda (opcional)

1. Barreja l'aigua, el vinagre i els grans d'all. Afegeix-hi l'oli essencial, si ho vols. Això en potenciarà el poder netejador i desinfectant i en millorarà l'aroma.
2. Deixa-ho reposar durant una hora abans de fer-ho servir. Polvoritza sobre les superfícies i neteja amb un drap de microfibra net.

97. ESQUERS

La pesca pot ser una feina, un passatemps o una experiència de temps compartit amb amics. Pot proporcionar aliment o simplement una forma de desconnectar i relaxar-se. Per a la majoria, l'objectiu final és pescar tants peixos com sigui possible (o estigui permès) i per això es necessita un esquer adequat. Un bon esquer atraurà els peixos perquè mosseguin l'ham, però cada peix prefereix un esquer diferent. Els esquers naturals o vius són formes eficaces de capturar peixos per la seva olor, textura i color familiars. Els cucs són un dels esquers vius més coneguts i utilitzats. Les sangoneres i els peixets també s'utilitzen i es poden comprar en botigues. Per estalviar diners, intenta trobar caragols, musclos, cloïsses o insectes com escarabats i erugues. Una altra opció és utilitzar un esquer artificial. N'hi ha. Estan fets per atraure els peixos i els seus moviments, colors i formes imiten les seves preses.

Ambdós tipus d'esquers tenen els seus inconvenients: els artificials poden ser cars, i manipular esquers naturals vius no és una tasca agradable per als més aprensius. L'all és una alternativa poc habitual, recomanada per alguns pescadors, perquè els peixos se senten molt atrets per la seva forta olor. Fins i tot hi ha diversos productes amb oli d'all que es comercialitzen com a esprais per a esquers. Se suposa que són molt eficaços amb la truita —inclosa la irisada— i el salmó. Alguns esquers artificials porten olor d'all impregnat a través del plàstic amb el qual estan fabricats. L'all també emmascara les olors humanes que queden als esquers després de manipular-los. Si vols fabricar a casa els teus propis esquers d'all, prova les següents receptes.

ALL EN ESPRAI PER A ESQUERS DE PEIXOS
- ½ got d'oli d'oliva
- ¼ de got d'all en pols

1. Barreja els dos ingredients en un pot per crear una pasta.
2. Els esquers de plàstic tou poden remullar durant unes hores abans de sortir a pescar o es pot passar la barreja a un polvoritzador, ruixar els esquers i deixar que s'assequin.

ESQUER D'ALL
- 1 cullerada de vaselina
- 1 culleradeta d'all en pols

1. Barreja bé els dos ingredients.
2. Estén una fina capa sobre l'esquer abans de pescar.

98. ESTELLES
—

Les estelles, siguin de fusta, metall, vidre o qualsevol altre material, són fragments afilats que penetren en la pell. Les situacions més habituals en què poden clavar-se estelles són caminant descalç per una terrassa de fusta o netejant vidres trencats. Les estelles són doloroses i poden fer-nos sagnar. Sovint són visibles sota la pell, però algunes s'incrusten profundament en el teixit i es necessita que un metge les extregui.

Les estelles poc profundes es poden extreure a casa amb unes pinces. Agafa l'extrem de l'estella amb les pinces i estira suaument en la direcció oposada des de la qual el fragment ha entrat a la pell. Si això no funciona, o si encara queda un tros de l'estella sota la pell, es necessitarà un altre mètode.

Aplica una fina capa d'un oli base, com el d'ametlles o jojoba, per protegir la pell. Aplica una capa d'all cru en làmines. Subjecta l'all amb cinta adhesiva o una bena. Passades unes hores, mira sota l'all. No et preocupis si l'estella encara hi és: el temps de reacció de cada persona és únic. Però, amb el temps, l'estella hauria de sortir de la pell. Un cop l'estella hagi sortit a la superfície, treu-la suaument amb unes pinces. Algunes persones són sensibles a l'all cru sobre la pell i poden experimentar una sensació de coïssor. Si és el teu cas, no utilitzis aquest mètode.

99. LLAÇ DECORATIU
—

Al llarg de l'any es fan regals per commemorar ocasions especials, fites personals o qualsevol altre esdeveniment que mereixi reconeixement. Un regal ben embolicat demostra la cura i l'esforç que s'ha posat a triar el que s'ofereix al destinatari, sobretot quan el disseny és artesanal i únic.

En lloc de posar un llaç qualsevol sobre el regal, col·loca dues o tres cabeces d'all juntes i lliga'n les tiges amb un cordill. Aquest toc orgànic queda de meravella amb un embolcall d'arpillera, llenç, lli o paper d'estrassa. Finalment, afegeix unes branquetes d'herbes fresques a la cabeça d'all per donar-li un toc de color i una etiqueta de regal personalitzada per completar el conjunt.

100. MAREIG
—

El mareig és una cosa que gairebé tothom ha experimentat en algun moment de la seva vida. Els desplaçaments marítims amb vents forts i aigües remogudes generen moviments de dalt a baix, de costat a costat o circulars, que en alguns casos provoquen marejos intensos, suors fredes, nàusees i vòmits. Es produeix quan els ulls, el cos i l'orella interna envien missatges contradictoris al cervell. Els medicaments solen receptar-se en forma de pastilles o pegats, però poden causar somnolència, sequedat de boca, visió borrosa i desorientació.

Un mètode natural contra el mareig és mastegar grans d'all abans i durant el viatge. És important fer-ho amb antelació. Prendre all una vegada han començat les nàusees probablement no ajudarà. Aquesta solució pot ser més apropiada per als qui naveguen en embarcacions més petites amb familiars i amics, a qui no els importarà tant l'alè d'all, ja que sabran que estàs evitant sentir-te malament. No obstant això, en vaixells més grans, amb molts desconeguts, pot ser que els passatgers que t'acompanyin no siguin tan indulgents i s'allunyin de tu. La part bona és que tindràs molt espai per gaudir del paisatge.

101. VIDRES ESQUERDATS
—

Les petites esquerdes en finestres, portes de dutxa, vidres de taula o miralls comencen com línies fines, com si fossen venes, que es poden estendre i fer més grosses amb el temps. El vidre esquerdat pot tallar la pell si es toca i es pot trencar si s'hi aplica pressió. Planteja un problema de seguretat a la llar i s'ha d'esmenar immediatament. L'all es pot utilitzar per estabilitzar les esquerdes del vidre i evitar que s'estenguin.

Tritura un gra d'all i refrega'n el líquid enganxós i viscós directament sobre l'esquerda. Aplica'l per ambdós costats del vidre si l'esquerda ha penetrat bastant. Deixa-ho assecar i torna a repetir l'operació si és necessari. El suc d'all adherirà les dues cares del vidre i evitarà o alentirà danys més grans.

NOTES

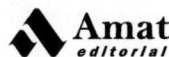

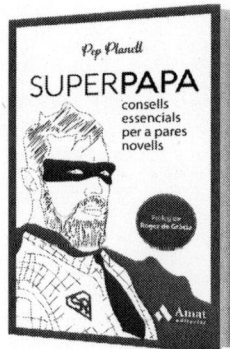

Superpapa

Pep Planell

ISBN: 9788419341556
Pàgs: 144

Superpapa, de Pep Planell, un llibre pràctic, senzill i directe. Experiència de primera mà d'un pare com tu que també ha tingut molts dubtes i inseguretats, i que vol compartir els quatre aprenentatges essencials en aquest camí curiós, apassionant i aterrador que és ser pare.

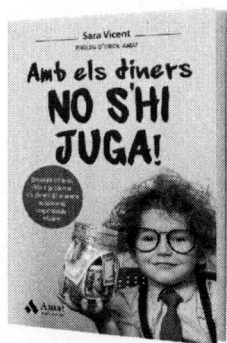

Amb els diners no s'hi juga!

Sara Vicent

ISBN: 9788419341983
Pàgs: 192

Amb els diners no s'hi juga! Sara Vicent presenta un mètode dirigit a nens de 6 a 12 anys per a fer una educació financera clara, estructurada i adaptable, perquè aprenguin a gestionar els seus diners de manera autònoma, responsable i eficient. Basat en diferents principis de la neurociència i de la pedagogia, i validat empíricament, l'element diferencial del mètode de l'autora és l'estructuració i l'adaptació de tot el contingut.

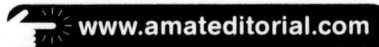

www.amateditorial.com